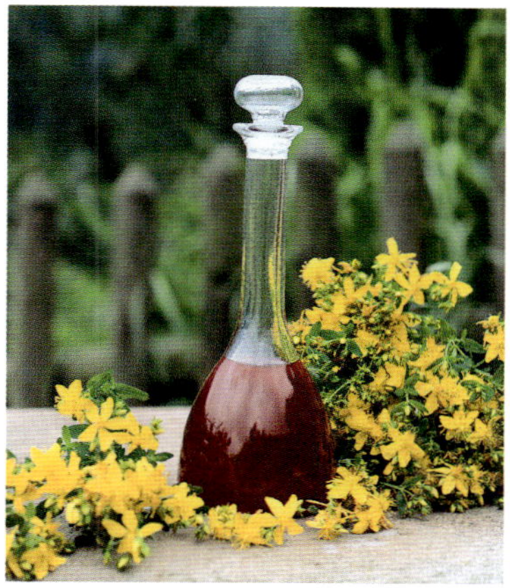

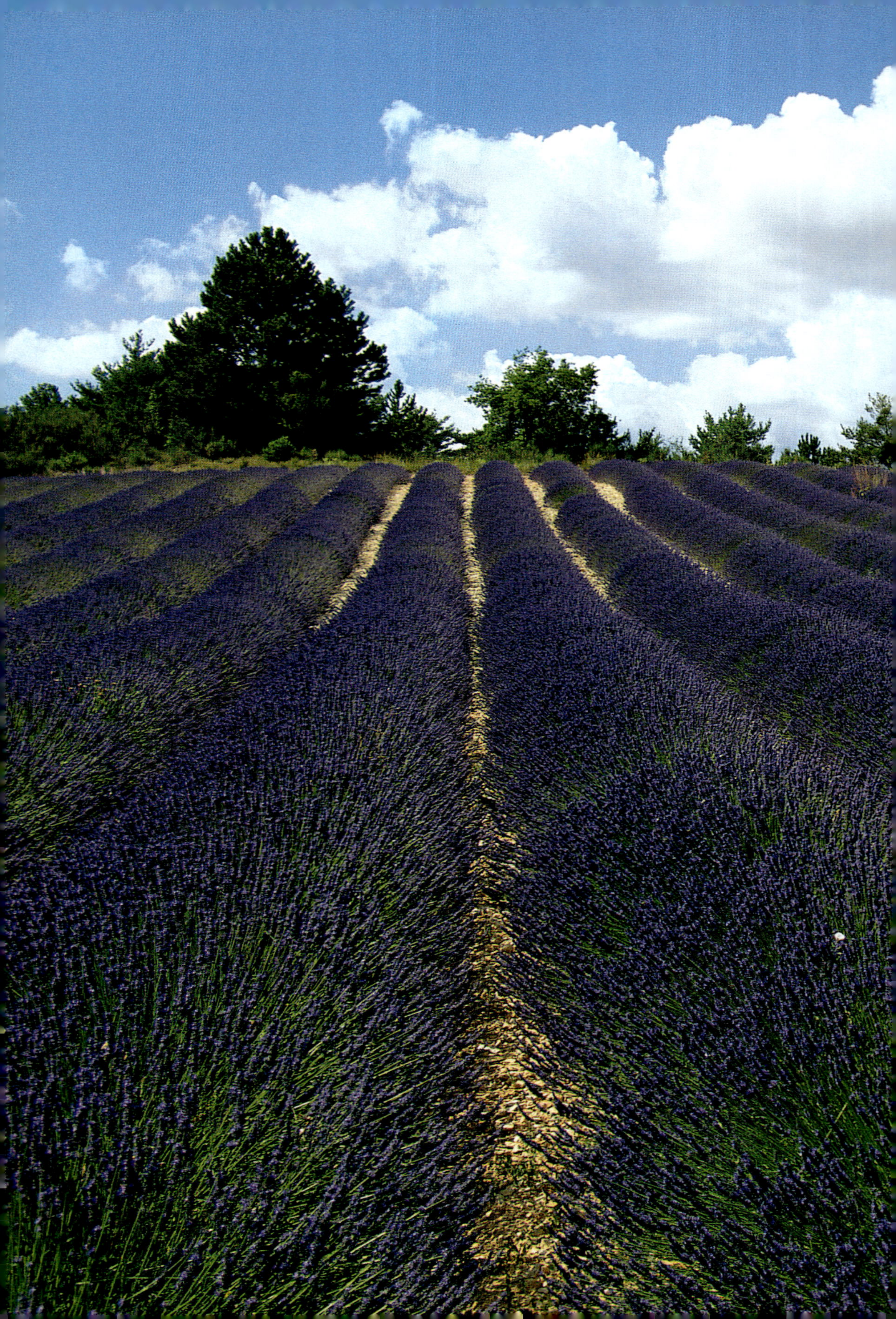

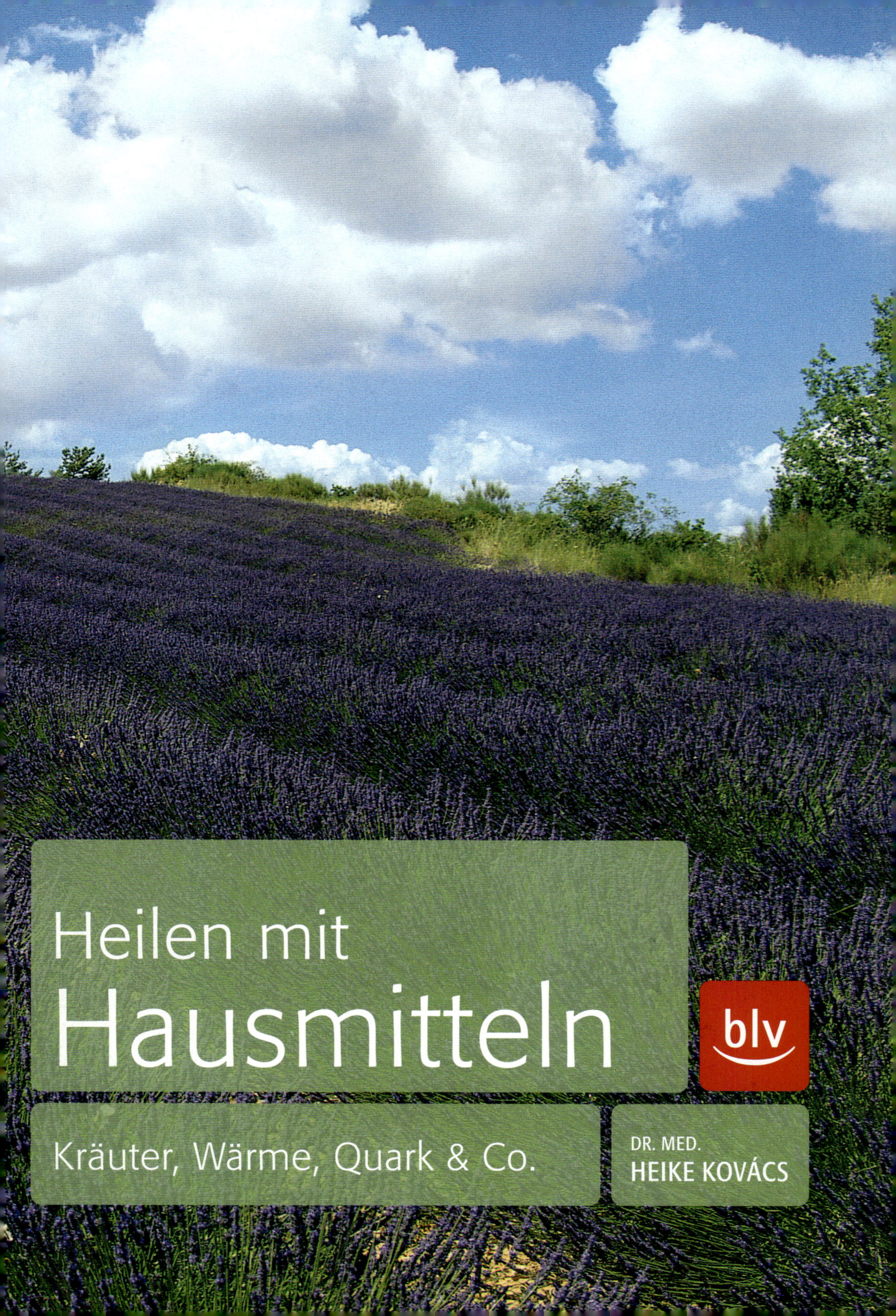

Heilen mit Hausmitteln

Kräuter, Wärme, Quark & Co.

DR. MED.
HEIKE KOVÁCS

blv

Inhalt

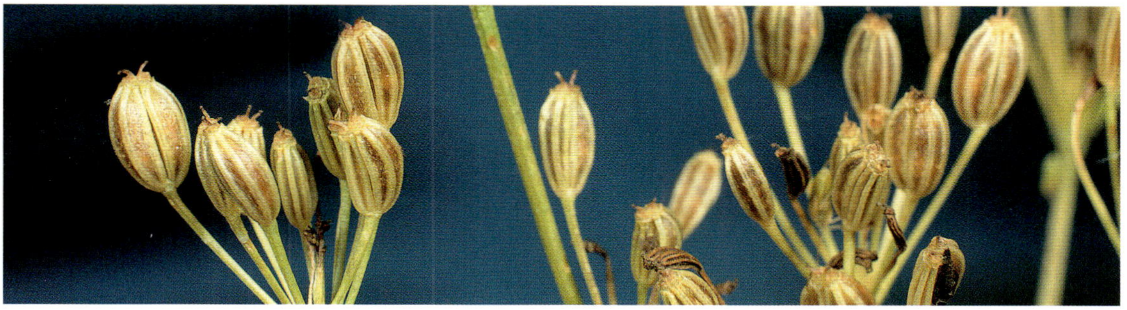

Hausmittel: sanft und natürlich

Viele Therapien wie die Pflanzenmedizin der Hildegard von Bingen oder die Anwendungen von Pfarrer Kneipp waren unseren Großeltern noch gut bekannt und standen als bewährte Hausrezepte der ganzen Familie zur Verfügung. Leider ist über die Jahre einiges von diesem Wissen verloren gegangen – viele alte Hausmittel wurden durch Produkte der modernen pharmazeutischen Industrie ersetzt.

In der letzten Zeit entwickelt sich unter Ärzten und Patienten aber ein starker Trend zurück zu sanften Heilmethoden, die auf einem teilweise mehrere Tausend Jahre alten Erfahrungswissen basieren. Selbstverständlich bedürfen auch diese Naturheilverfahren eines verantwortungsvollen Umgangs und einer sorgfältigen Handhabung. Bei unklaren Diagnosen und ernsten Symptomen sollten sie deshalb nicht ohne den Rat und die Behandlung Ihres Hausarztes oder – bei Ihrem Kind – des Kinderarztes eingesetzt werden.

Auch können die in diesem Ratgeber vorgestellten Tipps und Hausrezepte regelmäßige Vorsorgeuntersuchungen nicht ersetzen.

Hilfe bei vielen Beschwerden

Bei kleineren Unpässlichkeiten und Beschwerden wie Schnupfen, Husten, Hals-, Kopf- oder Bauchweh können die altbewährten Mittel und Anwendungen jedoch eine wertvolle Hilfe sein. Auch bei chronischen Krankheiten, von denen Sie selbst und Ihre Familie hoffentlich verschont bleiben, bieten viele Therapien aus der Natur- und Alternativmedizin eine sinnvolle Ergänzung zu den Behandlungen der Schulmedizin.

Beraten Sie sich am besten ausführlich mit Ihrem Hausarzt, welche natürlichen Heilmittel und -methoden er als begleitende Maßnahmen für geeignet hält.

In den ersten beiden Kapiteln dieses Ratgebers erfahren Sie, was genau Hausmittel sind, und Sie lernen die Palette besonders bewährter Rezepte und Anwendungen kennen. Im dritten Kapitel erhalten Sie ausführliche Informationen darüber, wie Sie leichtere Beschwerden selbst behandeln können – knappe, verständliche Anleitungen und detaillierte Angaben erleichtern die Zubereitung der Rezepturen. Im vierten und letzten Kapitel dieses Buches erfahren Sie schließlich, was Sie zur Vorbeugung tun können, um sich Ihre Gesundheit und Ihr Wohlbefinden zu bewahren.

Kräutergärten haben – vor allem in Klöstern – eine lange Tradition.

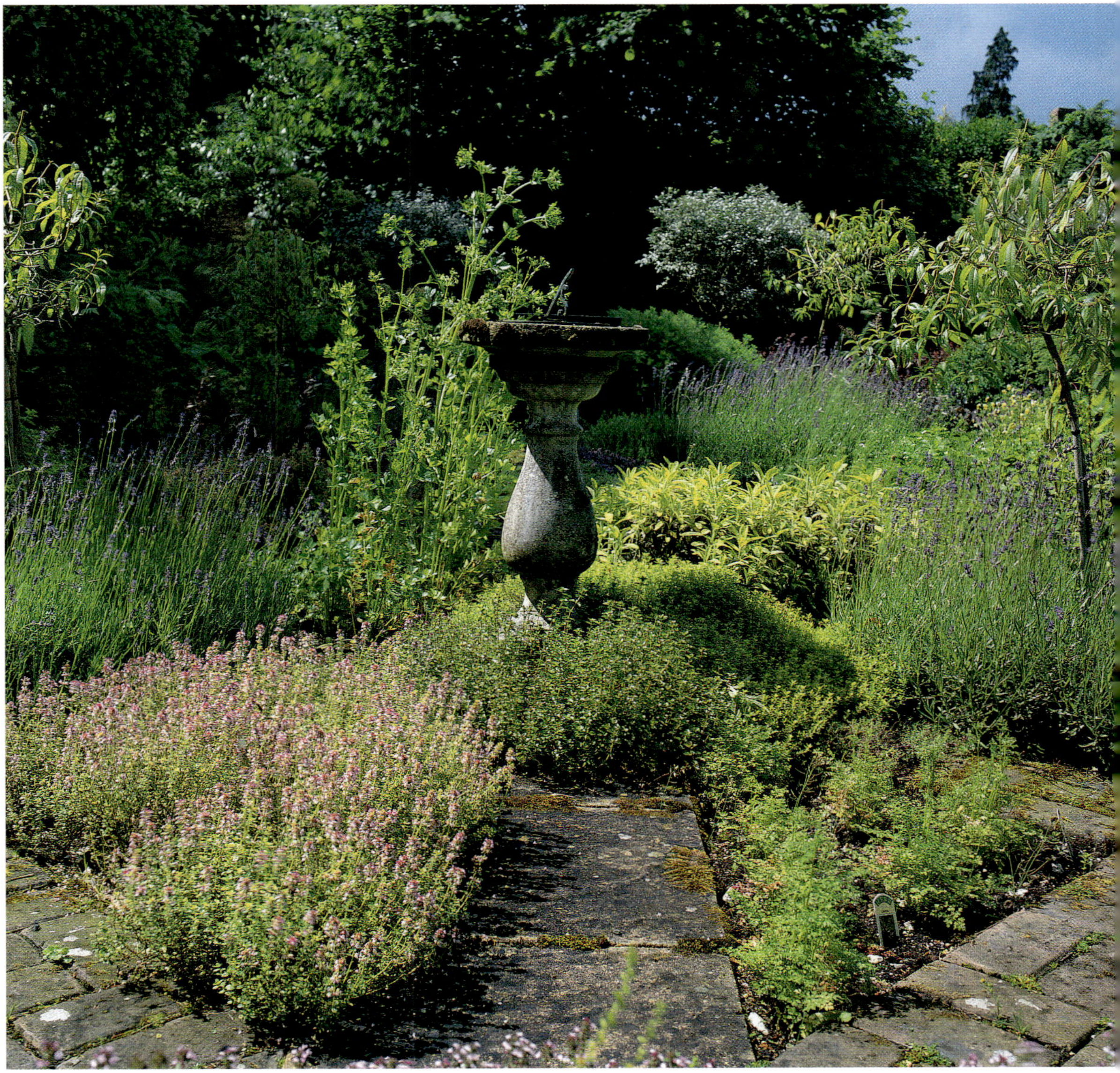

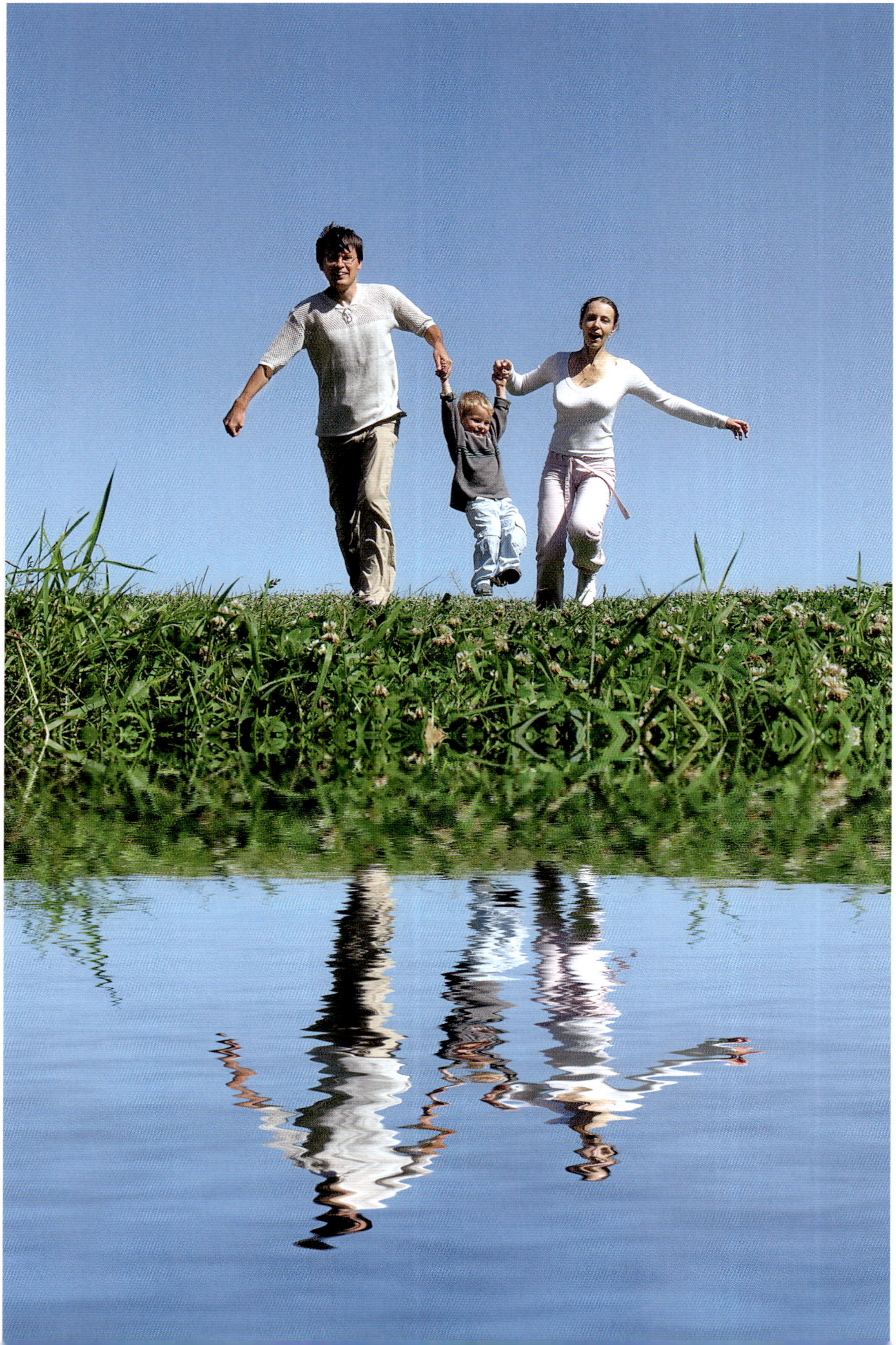

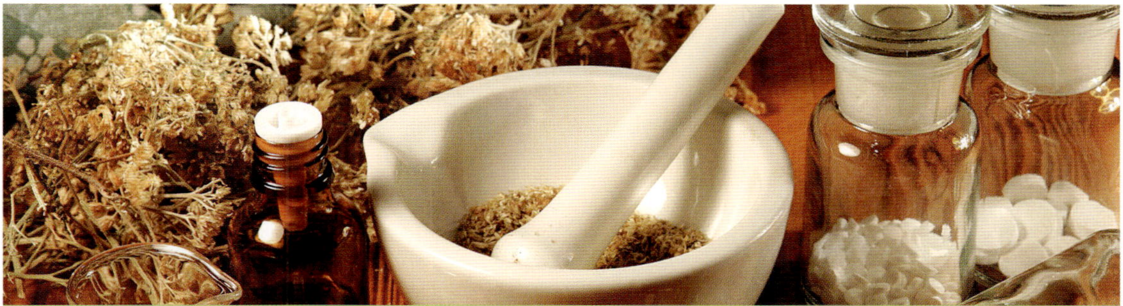

Wissenswertes über Hausmittel

Ob in Asien oder Afrika, ob bei den alten Ägyptern, Griechen oder Indianern: Hausmittel waren zu allen Zeiten und in allen Kulturen von zentraler Bedeutung, um Beschwerden zu lindern und Krankheiten zu heilen.

Was sind Hausmittel?

Nach der allgemeinen Definition handelt es sich bei Hausmitteln um einfache medizinische Maßnahmen, die oft auf eine sehr lange Tradition zurückgehen und von einer Generation zur nächsten weitergegeben werden. Hausmittel stammen häufig aus dem Erfahrungsschatz ganzer Familien.

Vielfältige Anwendungen

Die Selbstbehandlung mit natürlichen Heilmitteln hat eine uralte Tradition.

Aber auch Ärzte und andere Fachkräfte aus Heilberufen, die der Naturheilkunde sehr nahestehen, haben sich mit der Anwendung von Hausmitteln zur Linderung und Heilung von Beschwerden intensiv befasst.

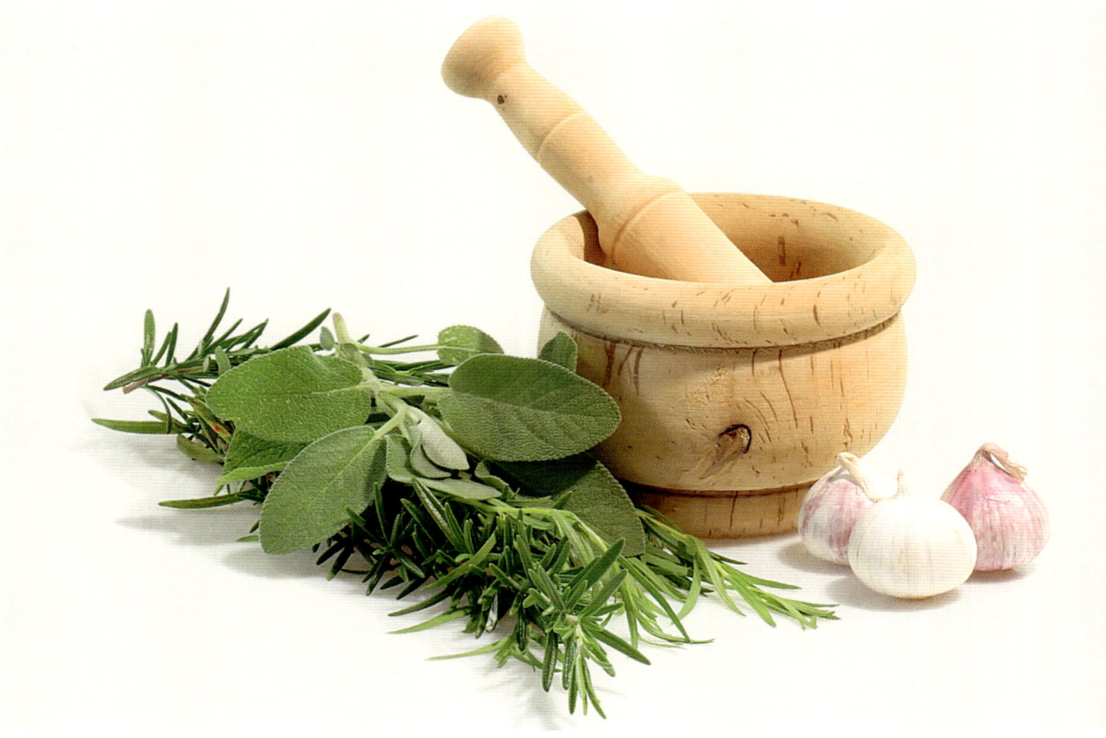

Das Spektrum der Anwendungen, die unter dem Begriff Hausmittel rangieren, ist ausgesprochen vielfältig. Trotzdem ähneln sich viele Mittel, die in den verschiedenen Kulturen zum Einsatz kamen und heute immer noch kommen. Allen Hausmitteln gemeinsam ist, dass sie sich ausschließlich natürlicher Methoden und natürlicher Substanzen bedienen: Heilkräuter, Lebensmittel, Wasser, Salz, Lehm oder Licht, um eine Auswahl zu nennen. So wurden manche Heilpflanzen wie beispielsweise Johanniskraut tatsächlich schon in der Steinzeit verwendet, um Menschen von ihren Krankheiten zu befreien.
Auch das Jahrtausende alte Heilwissen Chinas, Indiens, Ägyptens oder des Azteken-Reiches birgt einen riesigen Erfahrungsschatz im Bereich der Naturmedizin.

Die Erforschung der Mittel und Methoden

Viele große Lehrer der Medizin, beispielsweise Hippokrates (460-370 v. Chr.), die Naturärztin und Äbtissin Hildegard von Bingen (1098-1179) oder der »Wasserdoktor« Pfarrer Sebastian Kneipp (1821-1897) befassten sich intensiv mit der Erforschung und Anwendung natürlicher Heilmethoden.

Bewährte Therapien

Die Untersuchungen und Erkenntnisse der großen Lehrer haben diese Form der Erfahrungsheilkunde immer weiter verfeinert. Daraus entstanden Therapiekonzepte, die auch heute noch ihren festen Platz in der Naturmedizin und Selbsthilfe haben. So hat Hildegard von Bingen, die große Gelehrte in Sachen Heilpflanzentherapie, während ihres lebenslangen Studiums unzählige Kräuter, Wurzeln, Blüten und Blätter auf ihre Heilwirkung untersucht und ihr Wissen in ihrem Gesamtwerk »Causae et Curae« (Ursachen und Heilungen) für nächste Generationen zusammengefasst und festgehalten. Auch war bereits seit dem frühen Altertum bekannt, dass Wasseranwendungen eine Heilkraft besitzen. Aber erst medizinische Gelehrte aus dem alten Griechenland erfanden die sogenannte Balneotherapie (von balneo = baden) und entwickelten sie zu einer Heilkunst. Zu großer Berühmtheit gelangten »hydrotherapeutische« (von hydro = Wasser) Behandlungen dann viel später durch den großen Medizingelehrten und Naturheilkundigen aus dem bayerischen Städtchen Bad Wörishofen, Pfarrer Kneipp, der sie durch einfache, auch zu Hause anwendbare Methoden wie Bäder oder Güsse vielen Menschen zugänglich machte.

Die hydrotherapeutischen Anwendungen von Pfarrer Kneipp haben auch in der modernen Medizin von heute ihren festen Platz.

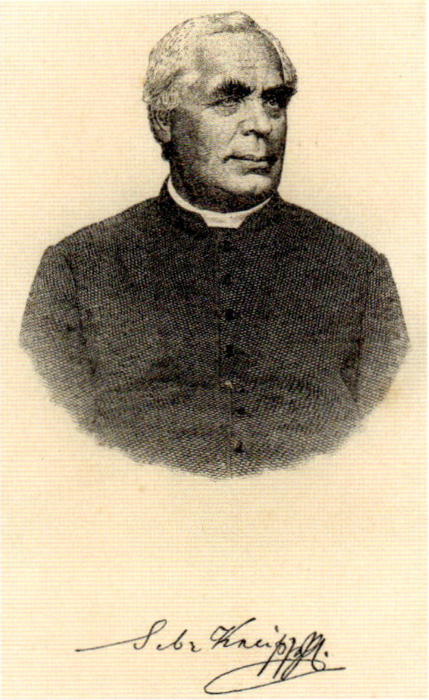

Chancen und Grenzen der Selbsthilfe

Was macht den Reiz der Hausmittel aus? Zum einen sind die meisten Methoden und Mittel besonders preisgünstig sowie einfach selbst herzustellen und anzuwenden. Zum anderen scheuen viele Menschen den Gang zum Arzt und versuchen – statt in überfüllten Wartezimmern zu sitzen –, sich selbst zu helfen. Ein wichtiger Aspekt ist hier sicher auch das wachsende Gesundheitsbewusstsein in der Bevölkerung. Denn je besser die Menschen aufgeklärt und informiert sind, desto eher können sie Eigenverantwortung übernehmen und selbst etwas fürs Gesundwerden und Gesundbleiben tun. Hausmittel erweisen sich zur Selbstbehandlung als geradezu ideal, denn sie sind fast immer besonders sanft und nebenwirkungsarm, weshalb ihnen viele Menschen mehr Vertrauen schenken als manchem schulmedizinischem Medikament.

Gezielte Auswahl

Dennoch erfordert die Selbstmedikation ein gewisses Grundwissen sowie einen verantwortungsvollen Umgang. So kann selbst die sanfteste Heilpflanze gesundheitlichen Schaden anrichten, wenn sie falsch dosiert oder angewendet wird. Auch zunächst völlig harmlos anmutende Behandlungen mit reinem Wasser können einen negativen Einfluss haben, wenn ihre Reizwirkung auf den Organismus durch eine falsche Temperatur zu stark ist.

Die Grenzen der Selbstbehandlung sind dort erreicht, wo keine rasche Besserung der Beschwerden eintritt oder die Krankheit einen ernsteren Verlauf zu nehmen droht. Sie sollten deshalb den Krankheitsprozess genau beobachten. Wenn Sie sich unsicher fühlen und Zweifel haben, ob die Selbstbehandlung bei Ihnen oder Ihrem Kind die erhoffte Hilfe bringt, zögern Sie bitte nicht, den Arzt zu konsultieren! Hier lautet die Devise: Lieber einmal zu viel zum Arzt als zu wenig. Denn vor allem die Behandlung chronischer Krankheiten gehört in erfahrene Hände, je frühzeitiger, desto besser. Damit Sie sich auch bei der Nutzung dieses Ratgebers auf der sicheren Seite wissen, finden Sie im Praxisteil »Sanfte Hilfe bei leichten Beschwerden« neben einer Beschreibung der Krankheit immer auch einen Hinweis, wann Sie besser einen Arzt zu Rate ziehen sollten. Oft müssen Sie gar nicht persönlich in der Praxis erscheinen, sondern können Ihre Sorgen in einem Telefonat lösen.

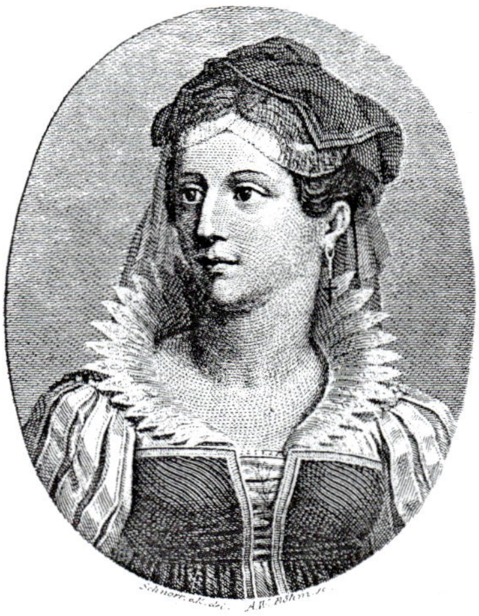

In ihrem großen Werk »Causae et Curae« hat Hildegard von Bingen ihre Studien zu unzähligen Heilpflanzen niedergeschrieben.

Heilpflanzen

Die Pflanzenheilkunde – in der Fachsprache Phytotherapie genannt – ist zweifellos die älteste Therapiemethode der Menschheitsgeschichte und blickt auf eine Jahrtausende währende Geschichte zurück. In den großen Kulturen wie beispielsweise in China und Indien wurden schon vor über 4000 Jahren Pflanzenarzneien entwickelt. Und auch im Orient hatten sich um 600 vor Christus, also vor über 2500 Jahren Gelehrte zur Aufgabe gemacht, in der Tonplatten-Bibliothek des assyrischen Kaisers Assurbanipal 250 pflanzliche Arzneien exakt zu beschreiben. Später machten sich viele berühmte Heilkundige aus der Antike und dem Mittelalter, darunter – wie schon erwähnt – Hippokrates und Hildegard von Bingen, aber auch Plinius, Galen oder Paracelsus, die heilende Kraft verschiedenster Pflanzen zunutze. Doch auch heute liegt Phytotherapie voll im Trend. Dreiviertel der Weltbevölkerung wendet Heilpflanzen als begleitende oder alleinige Behandlung an. In unserer westlichen Naturheilkunde werden von den ungefähr 3000 bekannten Heilpflanzen ca. 500 zu therapeutischen Zwecken verwendet.

Konzert der Wirkstoffe

Was die Phytotherapie bei den Menschen so beliebt macht, ist ihre sanfte, natürliche und sehr nebenwirkungsarme Anwendung. Tatsächlich haben Pflanzenarzneien in den meisten Fällen einen viel schonenderen Einfluss auf den Organismus als synthetische Medikamente. Während diese nämlich meist nur aus ein oder zwei Wirkstoffen bestehen, enthält das pflanzliche Mittel ein fein abgestimmtes Stoffgemisch, das kein Pharmakologe der Welt je im Labor herstellen könnte. Dieses wirkt zwar langsamer und schwächer, ist dafür aber wesentlich verträglicher. Bei akuten bedrohlichen Krankheiten erweist sich die rasche Wirkung mancher synthetischer Mittel oft als lebenswichtig. Mildere Leiden mit leichteren Beschwerden lassen sich dagegen oft besser mit Pflanzenmedizin behandeln.

Die Heilwirkung: oft noch ein Geheimnis

Heute sind der wissenschaftlichen Forschung zumindest die Hauptwirkstoffe der meisten Kräuter und Wurzeln bekannt. Allerdings gibt es immer noch eine große Zahl von Heilpflanzen – darunter so gängige wie Baldrian –, deren Wirkstoffzusammensetzung noch nicht genau entschlüsselt ist. Man kann zwar sagen, dass sie eine bestimmte Wirkung entfalten, doch auf welche Substanzen das zurückzuführen ist, bleibt vorerst weiter ein Geheimnis. Die wichtigsten Inhaltsstoffe von Heilpflanzen sind je nach ihrer therapeutischen Wirkung in verschiedene Gruppen eingeteilt. Sie können sich dabei gegenseitig ergänzen und verstärken, was ihren besonderen Nutzen als Heilmittel ausmacht. Zu den wichtigsten Wirkstoffgruppen zählen Alkaloide, Glykoside, ätherische Öle, Gerbstoffe, Bitterstoffe, Kieselsäure, Flavonoide, Saponine, Schleimstoffe, Mineralstoffe, Spurenelemente und Vitamine. Diese Wirkstoffe beeinflussen den Organismus in vielfältiger Weise. Sie wirken beispielsweise im Nervensystem, aktivieren den Hormonstoffwechsel in den Drüsen oder stimulieren die Muskulatur der Organe (wie beispielsweise Alkaloide). Sie haben entzündungshemmende, keimtötende und immunstärkende Eigenschaften (wie ätherische Öle, Saponine oder Gerbstoffe). Viele Stoffe entfalten auch allgemein regenerierende und stärkende Eigenschaften in den Organsystemen und aktivieren zum Beispiel den Zellstoffwechsel oder die Verdauung (Flavonoide, Spurenelemente, Mineralstoffe, Vitamine oder Bitterstoffe).

In den dicken Blättern der Aloe vera befindet sich das wertvolle Gel, das vor allem der Hautregeneration dient.

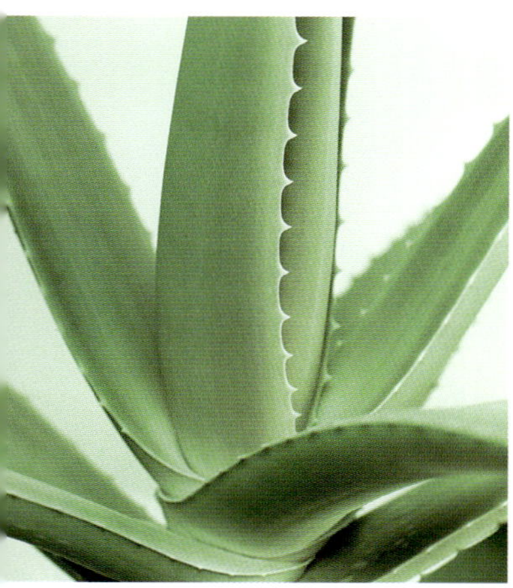

Von Aloe bis Zwiebel: das Abc der wichtigsten Heilpflanzen

Aloe vera

Die Aloe sieht zwar einem Kaktus ähnlich, gehört aber zu den Liliengewächsen. Sie stammt ursprünglich aus Afrika, wird heute aber auch in Südamerika und den subtropischen Gebieten der USA angebaut. Sowohl in der Naturheilkunde als auch in der Kosmetik wird der eingedickte Saft aus den Aloe-Blättern verwendet. Das Aloe-Gel eignet sich äußerlich zur Hautpflege und Hautregeneration. Seine Inhaltsstoffe, vor allem Saponine, ätherische Öle und Salicylsäure entfalten einen entzündungshemmenden Effekt und spenden zudem Feuchtigkeit. Ekzeme und Wunden heilen schneller ab, die Haut wird wieder geschmeidiger. Auch zur innerlichen Anwendung ist Aloe-vera-Saft geeignet. Die Heilpflanze stärkt das Immunsystem und regt die Verdauungstätigkeit an.

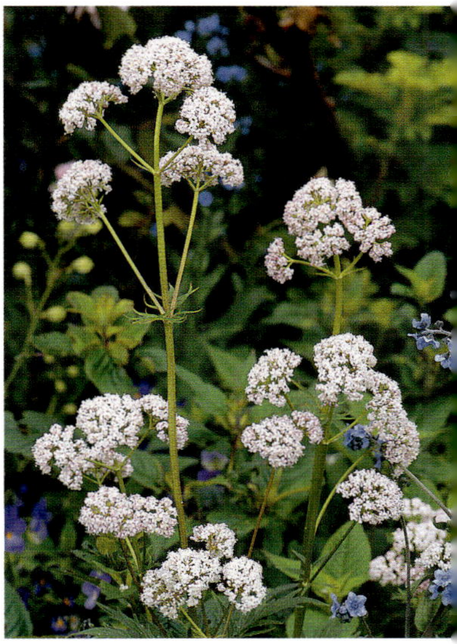

Baldrian kann als mildes Schlaf- und Beruhigungsmittel in Form von Tee, Tinktur oder Pulver eingesetzt werden.

Arnika

Arnika ist eine aromatisch duftende Pflanze mit prächtigen gelben Blüten. Diese enthalten ätherische Öle, Flavonoide, Gerbstoffe und zahlreiche andere Wirkstoffe. Die getrockneten Blüten werden vor allem bei Verletzungen wie Prellungen oder Zerrungen verwendet sowie auch als Spülung bei Reizungen im Mund- und Rachenraum.

Baldrian

Baldrian ist eine ca. ein Meter hohe Staude, deren Wurzel wertvolle Inhaltsstoffe aufweist: ätherische Öle, Valerensäure und die typischen Bitterstoffe Valepotriate. Diese Inhaltstoffe wirken beruhigend auf das zentrale Nervensystem. Nach neueren Erkenntnissen regulieren sie die Aktivität an den Melatoninrezeptoren, die für einen harmonischen Schlaf-Wach-Rhythmus von Bedeutung sind. Nervöses Herzklopfen, Unruhe, Prüfungsangst und in erster Linie Schlafstörungen lassen sich so positiv beeinflussen.

Beinwell

Zu therapeutischen Zwecken wird die Wurzel der Staudenpflanze verwendet. Sie enthält vor allem Alkaloide, Schleimstoffe, Gerbstoffe sowie ätherisches Öl. Als Breiumschlag ist es ein gutes Heilmittel bei Prellungen, Zerrungen und Blutergüssen.

Birke

Die Birke zählt zu den bewährtesten Heilpflanzen gegen entzündliche Harnwegserkrankungen. Verwendet werden hauptsächlich die Blätter, seltener auch die Rinde oder der Saft, der aus dem Inneren des Baumstammes gewonnen wird. Birkenblätter enthalten Flavonoide, Gerbstoffe, Bitterstoffe, ätherische Öle und Vitamin C. Diese Substanzen entfalten im Körper ihre harntreibende Wirkung, erweisen sich aber auch als leicht entzündungshemmend sowie mild entwässernd.

Bockshornklee

Die Heilpflanze war bereits den alten Ägyptern gut bekannt. Auch in der mittelalterlichen Klostermedizin hatte sie eine große Bedeutung. Der Bockshornklee ist ein einjähriges Kraut aus der Familie der Schmetterlingsblütler. Seine ursprüngliche Heimat ist Ostindien, inzwischen hat sich die Pflanze aber auch in China, Osteuropa und im Mittelmeerraum ausgebreitet. Zu therapeutischen Zwecken findet der Samen des Bockshornklees Verwendung. Er enthält Schleimstoffe, Eiweiße, ätherische Öle, Bitterstoffe und Saponine. Sie wirken adstringierend (zusammenziehend), schmerzlindernd und fördern den Stoffwechsel.

Brennnessel

Die Brennnessel gehört zur Familie der Nesselpflanzen, wächst in Mitteleuropa nahezu überall und gilt allgemein als Unkraut. Die Volksmedizin schreibt ihr aber ganz besondere Heilwirkungen zu. Vor allem hat sie sich bei der Blutreinigung bewährt: Die Blätter der Brennnessel enthalten Flavonoide, Mineralsalze und Kieselsäure (Silikat). Diese Substanzen entfalten eine harntreibende Wirkung, regen Leber und Galle an, schwemmen Stoffwechselschlacken schneller aus und reinigen so auf sanfte Weise das Blut. Brennnessel ist außerdem reich an Carotinoiden und Vitamin C. Diese Stoffe bekämpfen sogenannte freie Radikale im Körper und bringen die Abwehr auf Trab. Zur Immunstärkung eignet sich besonders eine Kur mit Brennnesselsaft.

Als Teezubereitung helfen die Blätter der Brombeere vor allem bei Durchfall sehr gut.

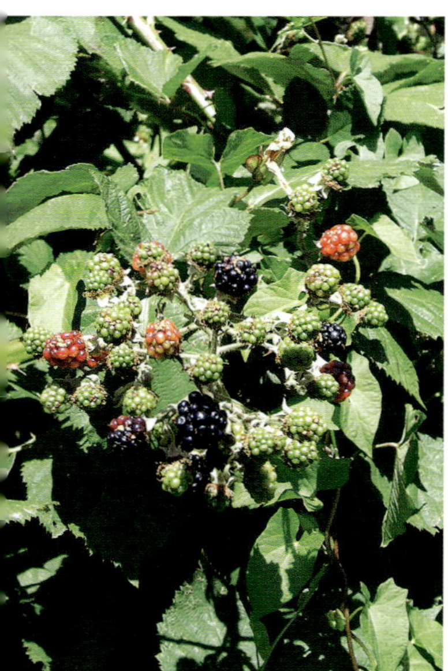

Brombeere

Als Arznei- und Kulturpflanze wurde die Brombeere schon von den Ägyptern, Griechen und Römern verwendet. Nicht die Früchte, sondern ausschließlich die Brombeerblätter finden in der Phytotherapie Verwendung. Sie enthalten Flavonoide, Gerbstoffe, Pflanzensäuren und Vitamin C. Teeaufgüsse von Brombeerblättern helfen gegen Durchfallerkrankungen und als Gurgellösung bei Reizungen der Mundschleimhaut.

Brunnenkresse

In der Antike wurde das Küchenkraut bereits als Heilpflanze genutzt. Es enthält Senfölglycoside und reichlich Vitamin C. Diese Inhaltsstoffe entfalten eine leicht keimhemmende sowie schleimlösende Wirkung. Das frische Kraut hilft gegen Katarrhe der oberen Atemwege, aber auch bei Blasenkatarrh.

Eibisch

Eibisch gehört zur Familie der Malvengewächse. Die Pflanze stammt ursprünglich vom Schwarzen Meer und wächst bevorzugt auf feuchten Wiesen und Salzböden in Küstenregionen. Eibisch enthält reichlich Schleim- und Gerbstoffe. Die Hauptwirkung dieser Substanzen beruht darauf, entzündete Schleimhäute mit einer Art »Schutzschicht« zu überziehen und sie so vor weiteren Angriffen von Bakterien oder Viren zu bewahren. Daher wirkt Eibisch reizlindernd bei Entzündungen der Mund- und Rachenschleimhaut und bei trockenem Reizhusten.

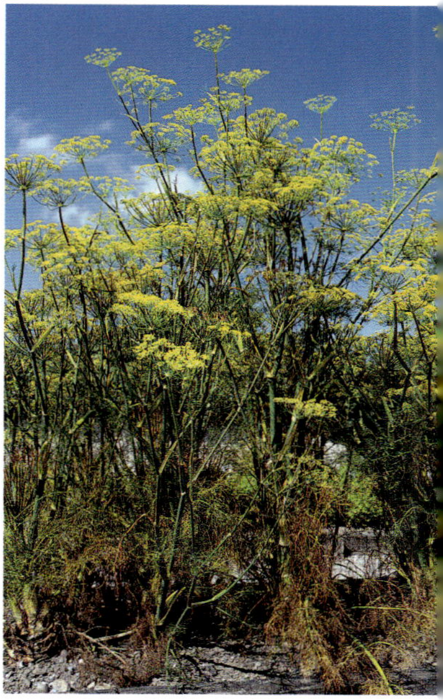

Fenchel ist eine wirksame Heilpflanze, die Verdauungsbeschwerden lindert.

Eichenrinde

Die Rinde der Stieleiche hat einen sehr hohen Gehalt an Gerbstoffen. Diese Substanzen bewirken, dass sich die Schleimhäute zusammenziehen (adstringieren) und Entzündungen gehemmt werden. Deshalb dienen Zubereitungen mit Eichenrindenextrakt als altbewährtes Hausmittel bei allen entzündlichen Prozessen, vor allem in Mund und Rachen sowie auf der Haut.

Fenchel

Fenchel ist als schmackhafte Gemüsepflanze verbreitet und beliebt. Die ca. zwei Meter hohe, würzig-aromatische Staude hat sich in der Naturheilkunde aber auch als Heilpflanze sehr bewährt. Zu Heilzwecken verwendet werden die reifen Fenchelfrüchte. Sie enthalten besondere ätherische Öle, die bei Verdauungsproblemen, vor allem Blähungen und krampfartigen Magen-Darm-Beschwerden wirkungsvolle Hilfe leisten.

Frauenmantel

Der Frauenmantel gehört zur Familie der Rosengewächse. Die Heilpflanze soll entsprechend der Lehre der Klosterheilkunde einen starken Bezug zu den weiblichen Fortpflanzungsorganen haben. Zu Heilzwecken wird das Kraut des Frauenmantels verwendet. Es enthält Gerb- und Bitterstoffe sowie Salicylsäure, Saponine, ätherische Öle und in geringem Maß auch pflanzliche Östrogene. Vor allem die adstringierenden (zusammenziehenden) Gerbsäuren lindern stärkere Periodenblutungen, mildern den Menstruationsschmerz und regen die Gebärmuttertätigkeit an. Frauenmantel harmonisiert den Zyklus, reguliert den Schlaf und fördert allgemein das Wohlbefinden. Auch zur Linderung leichter Magen-Darm-Beschwerden kann die Heilpflanze effektiv eingesetzt werden.

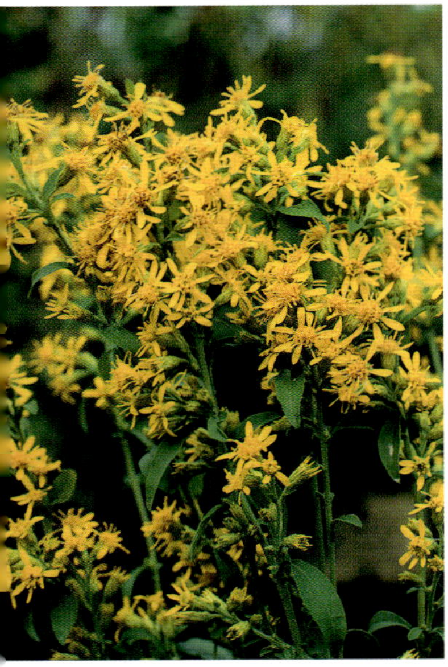

Goldrute ist besonders zur Behandlung von Harnwegs-infekten bewährt.

Ginseng

Wegen der großen Heilkraft gehört Ginseng in Ostasien zu den wertvollsten Pflanzen. Die Wurzel wird dort seit über 3000 Jahren als Stärkungsmittel eingesetzt. Ginsengwurzel enthält vor allem Saponine, ätherische Öle und Glykane. Sie kurbelt Stoffwechsel, Hormone und Kreislauf an, stärkt die Organsysteme und verbessert dadurch die gesamte Konstitution. Nach längerer Krankheit kommen Patienten viel schneller wieder auf die Beine, wenn sie eine Kur mit Ginseng-Extrakt durchführen. Auch Menschen, die zu Müdigkeit, Erschöpfungszuständen und Infektanfälligkeit neigen, verhilft die Wurzel zu neuer Leistung und Energie.

Goldrute

Die Goldrute gehört zur Familie der Staudengewächse und wächst vor allem in Waldlichtungen und an Waldrändern. In Europa sowie auch in Nordafrika und Nordamerika ist sie sehr verbreitet. Das Kraut der Goldrute enthält Flavonoide, Saponine, Bitterstoffe, und Catechine. Diese Substanzen entfalten einen stoffwechselanregenden sowie auch harntreibenden Effekt, wirken aber auch leicht entzündungshemmend und mild entwässernd. Die Heilpflanze hilft daher sehr gut zur Stoffwechselharmonisierung bei rheumatischen Beschwerden und lindert Blasenentzündungen sowie Hautreizungen.

Hauhechel

Hauhechel ist ein ca. 60 Zentimeter hoher Strauch mit hellpurpurnen Blüten, der bei uns auf Wiesen und an Waldrändern wächst und von Juni bis September blüht. Zur naturheilkundlichen Behandlung werden ausschließlich die Wurzeln der Heilpflanze verwendet. Sie enthalten zahlreiche ätherische Öle, Saponine, Flavonoide sowie Gerbstoffe. Diese Inhaltsstoffe sind zur Behandlung von Blaseninfekten geeignet und beugen zudem der Bildung von Nierensteinen vor. Sie regen die Nierentätigkeit an und wirken als »Durchspülungstherapie«. Außerdem aktivieren sie die Stoffwechselfunktionen und entfalten so einen Entschlackungseffekt.

Holunder

Der Holunder ist eine Strauchpflanze, die in unseren heimischen Wäldern oft zu finden ist, aber auch gerne als Zierpflanze in Gärten gesetzt wird. Typisch sind die gelbweißen, zarten Blüten des Holunders sowie die schwarz-violetten, kleinen Beeren. Hauptblütezeit ist in den Monaten Juni und Juli. Holunder enthält ätherische Öle sowie

Flavonoide. Holundertee, der möglichst heiß getrunken wird, wirkt schweißtreibend und kann zu Beginn einer fiebrigen Erkältung die Abwehrkräfte steigern und die Regeneration beschleunigen.

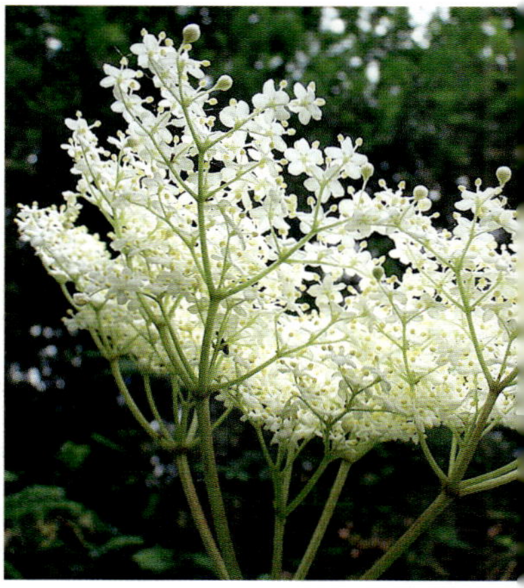

Der Saft oder Tee aus Holunderfrüchten ist sehr reich an Vitamin C und hilft gegen Erkältungskrankheiten.

Hopfen

Hopfen ist eine Schlingpflanze mit dunkelgrünen, weinlaubartigen Blättern und dichten Zapfen. Die Pflanze hat zusammen mit Malz und anderen Pflanzenstoffen beim Brauen von Bier eine große Bedeutung, spielt aber auch als Heilpflanze seit langer Zeit eine wichtige Rolle. Die Hauptwirkstoffe des Hopfens sind Harze, Bitterstoffe, Flavonoide und ätherische Öle. Diese Inhaltsstoffe wirken beruhigend und nervenstärkend. Deshalb eignet sich Hopfen zu Behandlung von Einschlafstörungen, Nervosität, Unruhe und leichten Depressionen. Daneben gilt Hopfen aufgrund seines hohen Gehalts an Bitter- und Gerbstoffen auch als wirksames Mittel bei nervösen Magen-Darm-Problemen und Appetitlosigkeit. Neben den herkömmlichen Zubereitungen wie Tee, Tabletten oder Tinktur und der Verwendung in vielen Kombinationspräparaten kann man das Hopfenkissen als Einschlafhilfe empfehlen, wobei getrocknete Hopfenzapfen in eine Kissenhülle gegeben werden und so ihr beruhigendes Aroma entfalten können.

Ingwer

Die tropische Wurzel ist vor allem in der asiatischen Küche zum Würzen von Speisen sehr beliebt. Aber auch ihre Heilkraft wurde schon vor über 3000 Jahren in den indischen Sanskritschriften erwähnt. Heute ist wissenschaftlich erwiesen, dass Ingwer vor allem zur Regulierung der Verdauung hervorragend geeignet ist, aber auch Stoffwechsel und Kreislauf aktiviert sowie Magen-Darm-Probleme beseitigt. Ingwer stimuliert nämlich die Verdauungssäfte, fördert so den Appetit und die Nahrungsverwertung. Außerdem mildert die Wurzel Blähungen, Völlegefühl und Darmkrämpfe.

Isländisch Moos

Das »Isländisch Moos« hat botanisch gar nichts mit Moos zu tun, sondern gehört zur Pflanzenart der Flechten. Diese pflanzlichen Zwitterwesen bilden eine Symbiose aus Pilzen und Algen. Die Flechte Isländisch Moos enthält verschiedene Inhaltstoffe, die heilende Kräfte entfalten, darunter vor allem einige antibiotisch wirksame Bitterstoffe sowie Vitamine. Isländisch Moos wirkt stark reizmildernd bei Erkältungskrankheiten, Katarrhen der oberen Luftwege,

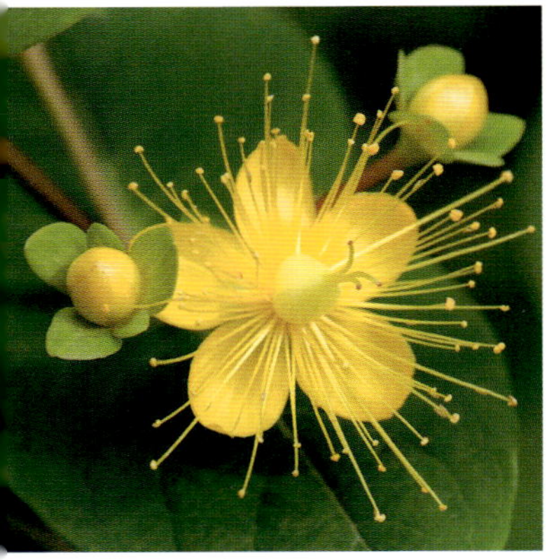

Das gelb blühende Johanniskraut enthält den Farbstoff Hypericin, der eine beruhigende Wirkung entfaltet.

chronischer Bronchitis und Reizhusten. Die Heilpflanze hat aber auch einen regulierenden Effekt auf die Magen-Darm-Tätigkeit und hilft bei Verdauungsproblemen wie Durchfall oder Verstopfung. Die Fähigkeit, Entzündungen zu lindern und den Regenerationsprozess der Schleimhäute zu beschleunigen, ist besonders auf die antibiotische Wirkung der Flechtensäuren zurückzuführen.

Johanniskraut

Das Kraut und die gelben Blüten der hohen Stauden wirken nachweislich stimmungsaufhellend und gegen depressive Verstimmungen. Die Inhaltsstoffe - Flavonoide, ätherisches Öl, Gerbstoff und vor allem der Johanniskraut-Farbstoff Hypericin - beruhigen aber auch sanft und fördern damit die Schlafbereitschaft. Diese Wirkung wird erzielt, weil das Heilkraut in den Neurotransmitterstoffwechsel eingreift und dafür sorgt, dass die beiden Botenstoffe Serotonin und Noradrenalin an den Nervenschaltstellen länger wirken. Dadurch wird die Nerventätigkeit insgesamt verbessert, was sich positiv auf den Gemütszustand auswirkt.

Kamille

Die Kamille zählt zu den ältesten Heilpflanzen und hatte bereits im alten Ägypten eine herausragende Bedeutung zur Behandlung verschiedenster Krankheiten. Sie stammt aus der Familie der Korbblütler. Ihre zarten, gelben Blüten enthalten ätherische Öle - insbesondere das Bisabolol - sowie Flavonoide und Schleimstoffe. Diese Substanzen wirken entzündungshemmend und fördern die Regeneration von Haut und Schleimhäuten. Äußerlich kann die Kamille deshalb bei Hautreizungen sowie Schleimhautreizungen im Mund wirkungsvoll eingesetzt werden. Innerlich hilft sie vor allem bei entzündlichen Magen-Darm-Problemen.

Knoblauch wurde schon vor vielen Tausend Jahren im alten Ägypten als Heilmittel gegen Infektionskrankheiten eingesetzt.

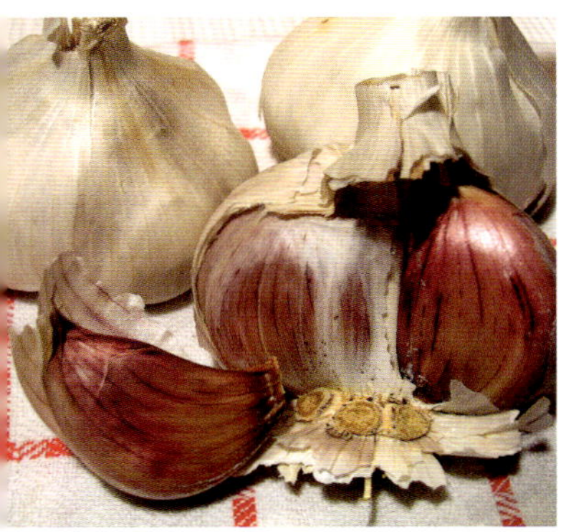

Knoblauch

Der Knoblauch ist eine uralte Heilpflanze. In Ägypten bekamen die Arbeiter am Bau der Pyramiden pro Tag 20 Gramm Knoblauch, um sie vor dem Sumpffieber zu schützen. Auch im Mittelalter wurde die geruchsstarke Knolle als Heilmittel gegen jede Art von Infektion eingesetzt. Die Hauptwirkstoffe sind Alliin, Saponin, verschiedene Vitamine und Selen. Diese Stoffe haben eine antibiotikaähnliche Wirkung und können das Wachstum von Krankheitserregern bremsen. Außerdem verdünnen sie das Blut und verbessern den Blutfluss in den Gefäßen. Wissenschaftlich anerkannt ist Knoblauch zur Verhütung von Gefäßkrankheiten. In der Erfahrungsheilkunde wird Knoblauch auch als Heilmittel gegen entzündliche Prozesse angesehen.

Kümmel

Die Pflanze stammt aus der Familie der Doldengewächse. Sie wird etwa einen Meter hoch und blüht von Mai bis Juli, die reifen Samen werden im Juli und August gesammelt. Kümmel gilt in der Volksmedizin als ein bewährtes Heilmittel gegen Verdauungsprobleme. Es löst krampfartige Magen- und Darmbeschwerden und mildert Blähungen. Außerdem regt die Heilpflanze den Appetit an und stärkt durch ihre leicht antibakterielle Eigenschaft die Abwehrkraft in Magen und Darm.

Lavendel

Die violetten Lavendelblüten duften nicht nur angenehm, sondern ihre Inhaltstoffe haben auch wertvolle Heilwirkung. Das ätherische Öl und verschiedene Gerbstoffe können Krämpfe im Magen-Darm-Bereich lösen, regen den Gallenfluss an, wirken aber auch nervenberuhigend und schlaffördernd. Lavendel kann man gut als Abendtee genießen; ähnlich wie beim Hopfen gibt es auch kleine Lavendelsäckchen, die man in der Nähe des Kopfkissens anbringt und so beim Einschlafen den beruhigenden Duft einatmet.

Die ätherischen Öle und Gerbstoffe der Malve lindern Husten und Halsschmerzen.

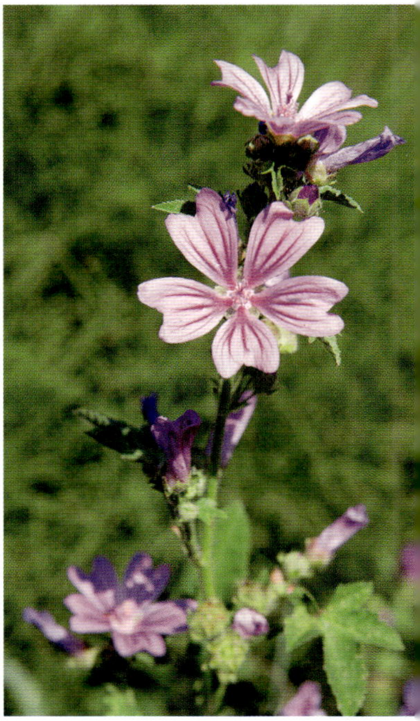

Löwenzahn

Löwenzahn ist eine weit verbreitete Wiesenpflanze mit leuchtend gelben Blüten, die in den Monaten April bis Anfang Juni ihre Blütezeit hat. Zu Heilzwecken werden die Wurzel und das Kraut des Löwenzahns genutzt. Sie enthalten reichlich Bitterstoffe und Gerbstoffe. Diese Substanzen sind zur Regulierung der Verdauung und Anregung des Stoffwechsels hervorragend geeignet. Löwenzahn kann als »Entschlackungskur« angewandt werden, die Heilpflanze aktiviert Leber und Niere, sie regt den Gallenfluss an und hilft effektiv bei Verdauungsbeschwerden.

Malve

Die Malve ist eine weit verbreitete Pflanze mit herzförmigen Blättern und den typischen zart roséfarbenen Blüten. Sie wächst an Wegrändern, in Gärten und auf Äckern. Die Malve enthält Schleim- und Gerbstoffe sowie einige ätherische Öle. Die Hauptwirkung dieser Substanzen beruht darin, vor allem die Schleimhaut in den Atemwegen mit einer Art »Schutzschicht« zu überziehen und sie so vor

Angriffen von Bakterien oder Viren zu bewahren. Daher ist die Malve besonders bei erkältungsbedingtem Husten wirksam, sie hilft aber auch gegen Reizungen im Rachenraum sowie gegen Halsschmerzen.

Meerrettich

Die kräftige Staudenpflanze stammt ursprünglich aus Südrussland und hat eine fleischig-weiße Wurzel, die aufgrund ihres scharf-würzigen Geschmacks zur Zubereitung von Speisen sehr beliebt ist. Die Senföle des Meerrettichs entfalten eine antimikrobielle Wirkung und helfen so, Infektionen in den Atemwegen, aber auch in den Harnwegen zu lindern. Außerdem werden dem Meerrettich eine Steigerung der körpereigenen Abwehrkräfte sowie ein Schutz vor Erkältungen zugesprochen.

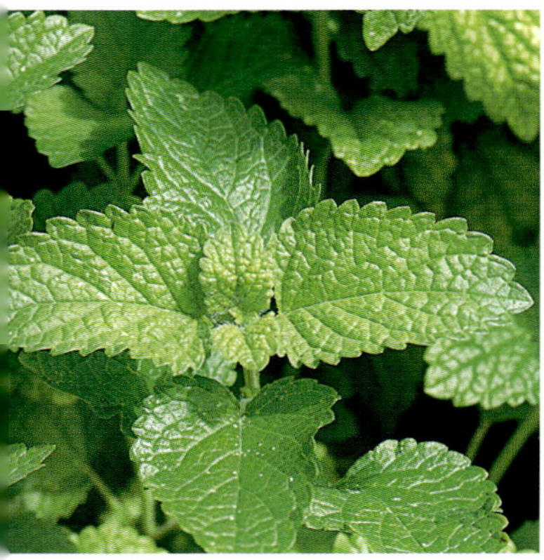

Die Melisse hilft als sanftes Beruhigungsmittel bei Nervosität und Schlafproblemen.

Melisse

Die Pflanze kommt aus dem Mittelmeerraum und wurde von den Arabern nach Spanien gebracht, von dort schließlich in die Gärten der christlichen Klöster eingeführt. Sie wächst etwa einen Meter hoch und blüht von Juni bis August. Ihre Blätter und zarten, gelblichen oder bläulich-weißen Blüten entfalten einen zitronenartigen Duft. Melisse enthält verschiedene ätherische Öle sowie Gerb- und Bitterstoffe. Diese wirken zum einem krampflösend, zum anderen beruhigen sie die Nerven. Deshalb hilft Melisse besonders gut bei Schlafstörungen, nervösen Herz- und Magenbeschwerden sowie bei Kopfweh.

Passionsblume

Die Passionsblume ist eine Zierpflanze und stammt aus Brasilien. Sie wächst als rankender Kletterstrauch mit zarten creme-weißen Blüten. In der Naturmedizin hat sie als »sanftes Beruhigungsmittel« Bedeutung erlangt. Das Kraut der Passionsblume enthält zahlreiche Wirkstoffe, von denen nur einige bekannt sind, zum Beispiel Flavonoide, Glykoside und Cumarine. Die Stoffe entfalten eine beruhigende Wirkung bei nervösen Erregungszuständen und helfen auch bei Einschlafstörungen.

Pfefferminze

Die Pfefferminze ist eine Kreuzung aus grüner Minze und Wasserminze. In Deutschland wird die Pflanze seit etwa 300 Jahren kultiviert und gilt als eines der bewährtesten Heilmittel der Volksmedizin. Die Pfefferminze ist eine sehr vielseitige Heilpflanze. Sie hilft bei

Magen-Darm-Problemen, denn als Tee angewandt reguliert Pfefferminze die Verdauungsfunktionen. Sie löst krampfartige Magen- und Darm-Beschwerden und mildert Blähungen und Durchfall. Bei Kopfschmerzen und Migräne hilft Pfefferminzöl, das auf Schläfen und Stirn aufgetragen wird, genauso gut gegen Kopfschmerzen wie eine leichte Schmerztablette. Pfefferminzöl eignet sich auch sehr gut zur Inhalation. Es lockert festsitzendes Sekret in den Atemwegen und beschleunigt die Abheilung von Schnupfen.

Ringelblume

Die Ringelblume heißt auf Lateinisch *Calendula* und hat als Heilpflanze eine lange Tradition. Für die Herstellung von Salben, Tinkturen oder anderen Arzneimitteln werden die leuchtend gelben Blüten verwendet. Die Wirkstoffe der Ringelblume haben einen entzündungshemmenden und wundheilungsfördernden Effekt. Deshalb werden Calendula-Extrakte vor allem äußerlich zur Wundbehandlung und Regeneration von Haut und Schleimhäuten angewandt.

Rosmarin

Der Rosmarinstrauch mit den nadelartigen Blättern wächst im gesamten Mittelmeerraum und erfreut sich als Gewürzpflanze großer Beliebtheit. Rosmarin stammt aus der Familie der Lippenblütler und enthält reichlich ätherisches Öl sowie Gerbstoffe, Saponine, Flavonoide und Bitterstoffe. Das ätherische Öl des Rosmarins hat eine anregende und belebende Wirkung. Es bringt den Kreislauf in Schwung, fördert die Durchblutung und aktiviert den gesamten Stoffwechsel. Auf diese Weise vitalisiert es den Körper, wirkt Erschöpfungszuständen entgegen und vermag das innere Gleichgewicht wieder herzustellen.

Tinkturen oder Teezubereitungen mit Salbei sind als Gurgellösung bei entzündlichen Reizungen von Mund und Rachen sehr wirksam.

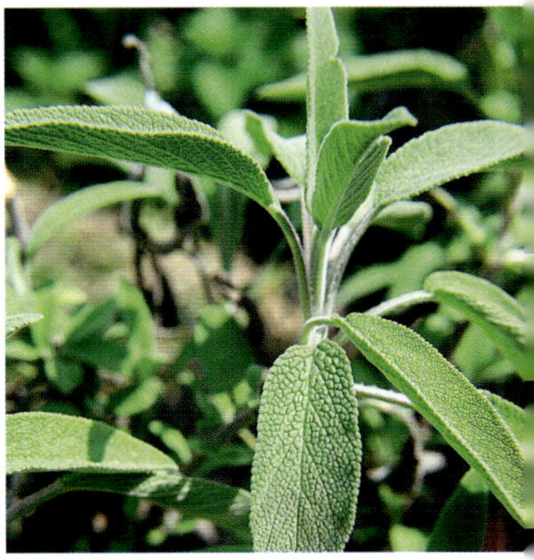

Salbei

Salbei ist eine alte Gewürzpflanze, die vor allem in den Tropen und Subtropen mit über 500 Arten vorkommt. Doch auch bei uns wird Salbei in Gärten kultiviert und wächst manchmal sogar wild. Die Blätter des Salbeis sind nicht nur als schmackhaftes Küchengewürz beliebt, sie haben auch zahlreiche Heilwirkungen: Salbeiblätter enthalten Gerbstoffe, die Krankheitskeime hemmen und entzündliche Prozesse an den Schleimhäuten lindern. Vor allem Entzündungen in Mund und Rachen (Zahnfleischentzündung, Mandelentzündung, Halsweh) können mit Salbei-Gurgellösungen sehr gut gemildert werden. Salbeizubereitungen wirken auch schmerzlindernd und krampflösend. Sie helfen so Magenschmerzen, Blähungen oder Darmkrämpfe zu lindern.

Schachtelhalm

Der Schachtelhalm ist eine weit verbreitete Acker- und Wiesenpflanze, die manchmal auch als Zinnkraut bezeichnet wird. Zu Heilzwecken werden die jungen Pflanzentriebe des Schachtelhalms verwendet. Sie enthalten vor allem Kieselsäure, darüber hinaus auch Kalium und Flavonoide. Schachtelhalm wirkt leicht harntreibend und eignet sich daher zur Durchspülungstherapie bei Blasenreizungen und Harnwegsinfekten. Auch bei rheumatischen Beschwerden sowie leichten Hautausschlägen soll Schachtelhalm einen heilenden Effekt entfalten.

Sonnenhut

Extrakte aus dem Sonnenhut stärken die Abwehr und helfen dem Körper, Krankheitserreger besser zu bekämpfen. *Echinacea*, so lautet der wissenschaftliche Name des Sonnenhuts, gilt deshalb vor allem als bewährtes Pflanzenmittel gegen Erkältungen. Das Heilkraut stammt von den Indianern. Deren Medizinmänner gaben es unter anderem bei schlecht heilenden Wunden, um die Regeneration zu fördern und die Abheilung zu beschleunigen.

Stiefmütterchen sind nicht nur Zierpflanzen für Balkon und Garten, sie haben sich auch als Heilpflanze bewährt, vor allem bei Bronchialkatarrh.

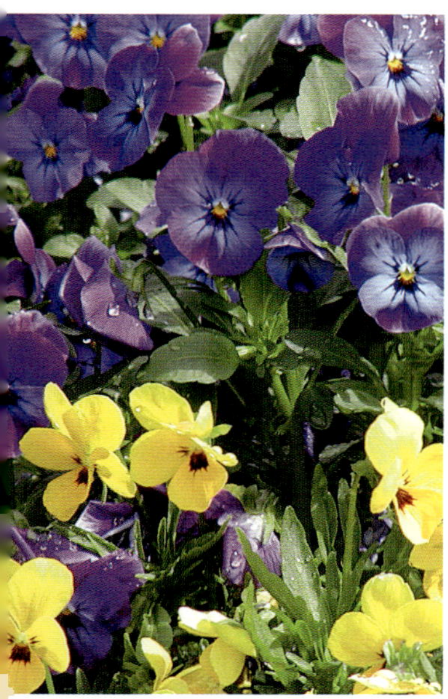

Spitzwegerich

Die Pflanze wächst auf Wiesen und Weiden und ist in Europa und Asien weit verbreitet. Verwendet wird Spitzwegerichkraut; es enthält Schleimstoffe, Bitterstoffe, Gerbstoffe, Flavonoide und Glykoside. Die Schleimstoffe schützen die Rachenschleimhaut und erleichtern das Abheilen von Entzündungsprozessen. Spitzwegerichkraut wird als wirksames Heilmittel bei Katarrhen der Atemwege, Bronchitis und Husten eingesetzt.

Stiefmütterchen

Als Zierblume im Garten ist die kleine Pflanze mit den verschieden gefärbten Blüten wohlbekannt. Sie hat aber auch als Heilpflanze in der Volksmedizin eine Bedeutung. Das Kraut der Stiefmütterchen enthält Salicylsäure-Verbindungen, Flavonoide, Gerbstoffe, Bitterstoffe und Saponine. Diese Inhaltsstoffe sind besonders bewährt bei fiebrigen Bronchialinfekten, die mit trockenem Husten einhergehen. Stiefmütterchen-Extrakt eignet sich daneben auch zur äußerlichen Anwendung bei Hautproblemen, beispielsweise bei chronischen Ekzemen oder bei Akne.

Süßholz (Lakritze)

Die kräftige Staudenpflanze ist vor allem im Orient verbreitet. Ihre Hauptwirkstoffe sind Saponine, Glykoside und Flavonoide. Da sie schleim- und krampflösend wirkt, kommt Süßholzwurzel vor allem bei krampfartigem Husten zum Einsatz. Sie kann aber auch schmerzhafte Magen- oder Blasenkrämpfe lindern.

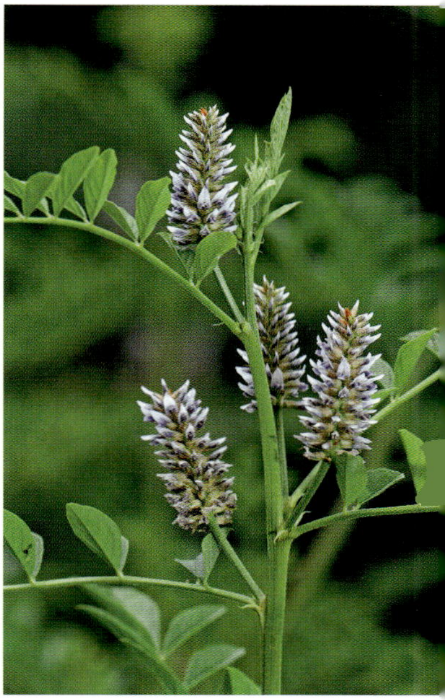

Die Wurzel der Süßholzpflanze lindert krampfartige Beschwerden wie Magen-, Blasen- oder Hustenkrämpfe.

Thymian

Der Thymian ist ein hoch aromatischer, buschiger Zwergstrauch, dessen Kraut reichlich ätherisches Öl (Thymol) sowie Bitterstoffe und Gerbstoffe enthält. Die Heilpflanze wirkt schleimlösend und entzündungshemmend. Daher wird sie besonders bei Bronchitis und Reizhusten eingesetzt.

Weißdorn

Der Weißdorn ist ein ca. fünf Meter hoher, stark verzweigter Dornenstrauch mit zart-weißen, doldenähnlichen Blütenständen. Der Strauch wächst vor allem an Waldrändern. Die Hauptwirkstoffe des Weißdorns sind Procyanidine sowie Flavonoide. Diese Substanzen verbessern die Durchblutung des Herzens und stärken den Herzmuskel. Dadurch hat sich Weißdornextrakt zur Blutdruckregulierung, Kreislaufstärkung und Herzstärkung bewährt.

Zwiebel

Die Zwiebel wird dank ihrer vielfältigen Gesundheitswirkung als die »Königin des Gemüses« bezeichnet. Schon die alten Ägypter, Griechen und Römer schätzten die »Jungfrau mit den sieben Häuten« als Wunderpflanze und schrieben ihr zahlreiche heilende Kräfte zu. Auch bei uns hat die Zwiebel als wirksames Hausmittel eine lange Tradition. Sie enthält ungefähr zwölf verschiedene Substanzen, die ähnliche Wirkungen wie Antibiotika haben. Das sind vor allem schwefelhaltige Verbindungen wie Alliin, Allicin, Polysulfide und das Tränen der Augen verursachende Propanthialoxid. Diese Stoffe können Krankheitserreger abtöten und Entzündungen auf Haut und Schleimhäuten mildern. Durch ihre starke antibakterielle Wirkung beugt die Zwiebel Infektionen vor und hilft bei grippalen Infekten mit Husten und Schnupfen. Für äußerliche Anwendungen, zum Beispiel bei entzündlichem Hautausschlag, sind Umschläge oder Auflagen mit Zwiebelsud geeignet. Bei innerlichen Entzündungen wie Halsentzündung oder Blasenkatarrh helfen Zwiebelsaft oder -tee.

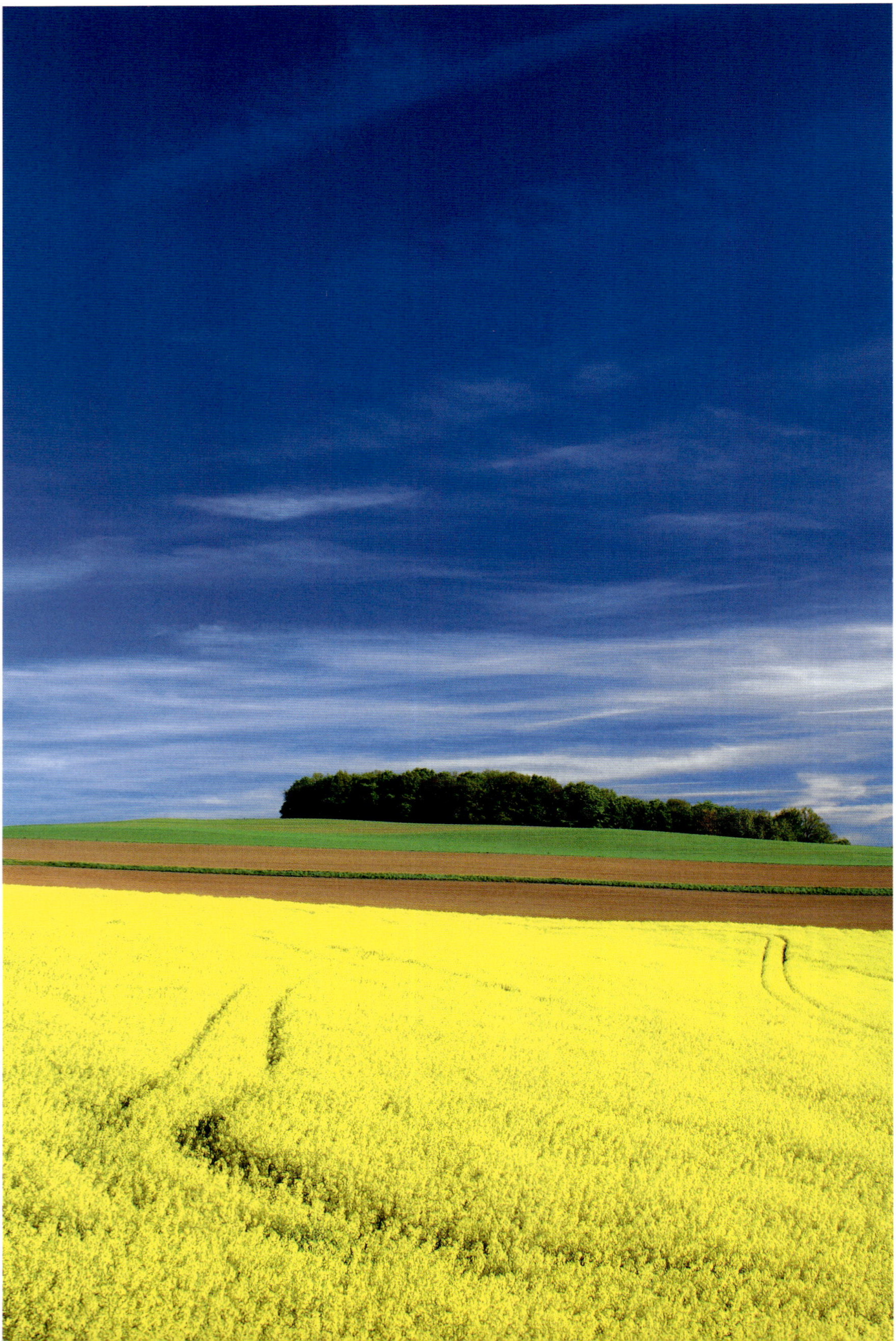

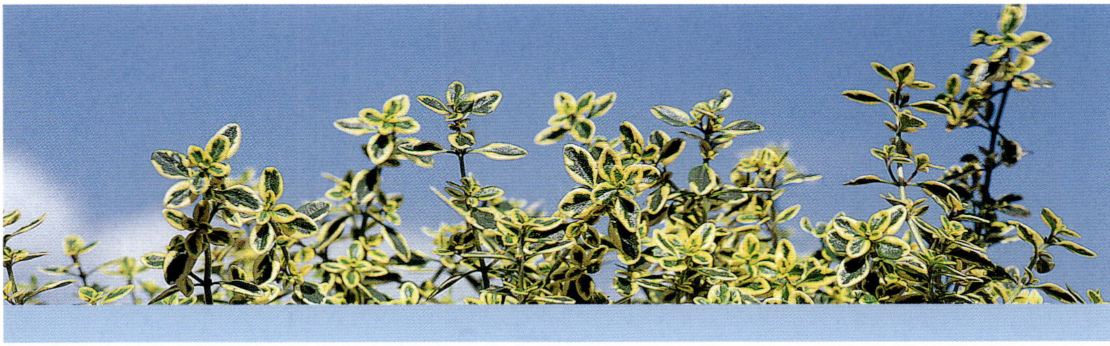

Die Anwendung der wichtigsten Hausmittel

Pflanzen, Wasser, Erde, Licht: Die Natur bietet mit ihren Elementen nicht nur eine wunderbare Vielfalt, sondern birgt auch eine große Heilkraft. Lernen Sie im Folgenden sanfte und zugleich wirkungsvolle Hausmittel kennen, die sich diese besondere Kraft zunutze machen.

Spezielle Teezubereitungen

Die meisten der auf Seite 14 bis Seite 25 beschriebenen Heilpflanzen eignen sich hervorragend in ihrer Anwendung als Tee. Darüber hinaus gibt es noch einige weitere Teezubereitungen, die einen großen Nutzen für unsere Gesundheit haben. Die vier wichtigsten finden Sie im Folgenden dargestellt.

Grüner Tee

Die Teepflanze wird seit über 4000 Jahren in China angebaut und wurde zu Anfang mehr als Heil- denn als Genussmittel genutzt. 780 nach Christus brachten buddhistische Mönche den Tee von China nach Japan. Auch dort entwickelte sich der regelmäßige Genuss von grünem Tee zu einer wichtigen Tradition.

Grüner Tee ist ein Tausendsassa unter den Gesundheitsmitteln und dient vor allem der Vorbeugung chronischer Herz-Kreislauf-Krankheiten.

Grüner Tee wird im Unterschied zu schwarzem Tee nicht fermentiert, weshalb sich eher kleinblättrige, feinere Teepflanzen für die Herstellung von grünem Tee eignen. Grüner Tee schmeckt auch anders und hat andere Inhaltstoffe als schwarzer Tee. Seit einigen Jahren hat man sich wieder zunehmend des grünen Tees als Heilpflanze erinnert, so wie er ursprünglich auch einmal verwendet wurde. Um den gesundheitsfördernden Inhaltsstoffen auf die Spur zu kommen, wurden einige Untersuchungen angestellt. In einer großen Studie in Japan, die über elf Jahre lief und über 40000 Erwachsene erfasste, ließen sich zahlreiche positive Effekte von grünem Tee auf den Organismus feststellen. So zeigte sich eine gute Wirkung vor allem auf das Herz-Kreislauf-

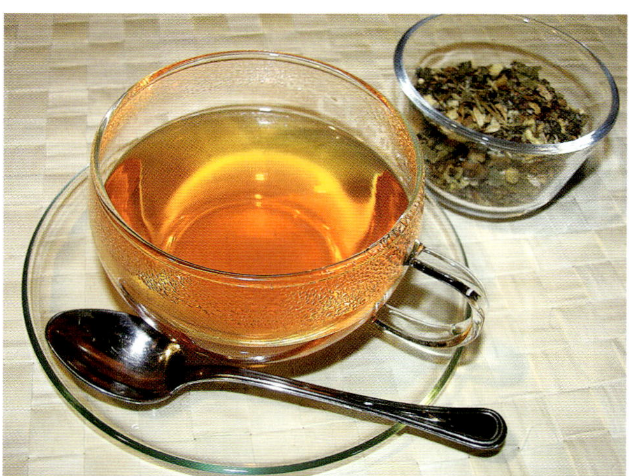

System, denn die Sterberate durch Herz-Kreislauf-Erkrankungen sank bei Männern, die täglich ungefähr fünf Tassen grünen Tee konsumierten, um etwa zwölf Prozent, bei Frauen sogar um 23 Prozent. Diese Wirkung wird insbesondere dem Einfluss von grünem Tee auf den Blutdruck zugeschrieben. So kann grüner Tee leicht erhöhten Blutdruck senken und damit das Risiko für durch Bluthochdruck bedingte Erkrankungen wie Herzinfarkt oder Schlaganfall verringern. Darüber hinaus ist grüner Tee infolge seiner mild anregenden Wirkung in der Lage, die Konzentrations- und Leistungsfähigkeit zu steigern, ohne den Organismus aufzuputschen und Nervosität hervorzurufen. Nicht zuletzt haben Studien gezeigt, dass grüner Tee durch seinen Fluor-Gehalt den Zahnschmelz härten und damit Karies vorbeugen kann. Neben Koffein, einigen Vitaminen, Mineralstoffen und Spurenelementen enthält grüner Tee sogenannte Catechine in höherer Konzentration. Die gesundheitsfördernden Effekte werden besonders diesen Inhaltstoffen zugeschrieben.

Kombucha-Tee

Kombucha stammt ursprünglich aus Asien und wird dort seit Hunderten von Jahren als Heilgetränk hoch geschätzt. Auch in Russland ist das Getränk sehr beliebt.
Kombucha wird durch Fermentierung von gesüßtem Tee, zum Beispiel grünem Tee, mit dem Kombuchapilz (auch als Teepilz bezeichnet) hergestellt. Das Getränk hat eine rosa bis braune Farbe, ist leicht moussierend (schäumend) und wird kalt getrunken. Kombucha enthält verschiedene Hefen sowie Bakterien. Bei der Vergärung verwandeln die Hefen den enthaltenen Zucker zunächst in Kohlendioxid und Ethanol. Diese alkoholische Substanz wird wiederum in Glukuronsäure und Glukonsäure umgewandelt. Glukuronsäure bindet schädliche Stoffwechselprodukte und schleust sie über die Harnwege aus dem Körper. Beim Prozess der Fermentation entstehen aber auch andere Substanzen, die von gesundheitlichem Nutzen sind, wie Essigsäure, Milchsäure, Enzyme, Vitamin C sowie verschiedene Spurenelemente wie Zink und Mangan.
In der Volksmedizin Asiens und Russlands wurde Kombucha bevorzugt zur Reinigung, Entschlackung und Entwässerung sowie als unterstützende Behandlung bei Rheuma oder Gicht eingesetzt. Auch nach heutigen wissenschaftlichen Untersuchungen wirkt sich das Kombucha-Getränk positiv auf den Stoffwechsel und das Immunsystem aus. Zudem stärkt es die Darmflora und trägt so zur Regulierung der Verdauungsfunktionen bei.

Lapacho-Tee

Der Tee wird aus der Innenrinde des Lapachobaumes hergestellt, der in Süd- und Mittelamerika beheimatet ist. Schon die alten Inkas kochten aus der Baumrinde eine Teezubereitung und nutzten sie als Heilmittel. Außerdem verwendeten sie Auflagen aus dünnen Rindenschichten zur äußerlichen Anwendung, beispielsweise bei schlecht heilenden Wunden.
Lapachotee enthält eine große Zahl an Inhaltstoffen, die für den Organismus wichtig sind, allen voran Mineralstoffe und Spurenelemente wie Zink, Eisen, Jod, Kalium, Kalzium und Selen. Diese Vitalstoffe sowie der Hauptwirkstoff Lapachol haben offensichtlich eine stärkende Wirkung auf das Immunsystem. So wird unter anderem die vermehrte Bildung von Immunzellen angeregt, die Krankheitserreger wie Viren, Pilze oder Bakterien bekämpfen. Auch in der äußerlichen Anwendung hat sich nach wissenschaftlicher Untersuchung die antientzündliche und antibakterielle Wirkung von Lapachotee bestätigt. Das indianische Hausmittel erweist sich beispielsweise als erfolgreich zur Behandlung von Hautleiden wie Schuppenflechte und Neurodermitis. Die entzündliche Hautreizung wird durch den Heiltee gelindert, die Regeneration der Haut beschleunigt.

Roibusch-Tee

Roibusch (auch Massai, Roiboos oder Rotbuschtee) ist ein ginsterartiger Strauch, der in Südafrika seine Heimat hat. Zur Teeherstellung werden junge Blätter und Triebe des Strauches zerkleinert und einem Fermentierungsprozess unterzogen. So erhält der Tee seine typisch rote Farbe. Roibusch-Tee ist in den letzten Jahren immer beliebter geworden, weil er einen besonders milden Geschmack hat und im Unterschied zu schwarzem oder grünem Tee kein Koffein enthält. Außerdem werden dem Roibusch-Tee einige Heilwirkungen zugesprochen. Allem voran erweist er sich als wirksam gegen Allergien. Dieser Effekt ist vor allem auf den hohen Gehalt an Flavonoiden zurückzuführen. Diese haben sogenannte immunmodulierende Eigenschaften. Das heißt, sie stabilisieren das Immunsystem und beeinflussen es so, dass es nicht mehr überschießend reagiert. Im Konzert mit Spurenelementen und Mineralien wie Eisen, Mangan und Kalzium funktionieren die Flavonoide auch als Zellschutz, indem sie freie Radikale abfangen. Freie Radikale sind aggressive Moleküle, die den Zellen Schäden zufügen. Die Inhaltsstoffe des Roibusch-Tees schützen als Gegenspieler der freien Radikale die Zellen vor Alterung und Schädigung.

Essig und Öl

Die Heilwirkung von Essigessenzen sowie speziellen, hochwertigen Ölen ist schon lange bekannt. So geht die Geschichte des Essigs als Heilmittel bis zu den Babyloniern zurück. Über 1000 Jahre vor Christus vergoren die Menschen Dattelwein zu Essig und verwendeten ihn als Mittel gegen Kopf- und Ohrenschmerzen. Und der Olivenbaum beispielsweise gehört zu den ältesten Kulturpflanzen des Mittelmeerraumes. Schon die Assyrer hatten sich das wertvolle Öl zunutze gemacht. Auch die Ägypter verwendeten es zur Hautpflege und als Heilmittel. Im Folgenden erhalten Sie einen Überblick, wie Sie Essig und Öl als Hausmittel wirksam einsetzen können.

Hochwertige Pflanzenöle und Essigessenzen haben einen vielfältigen Nutzen für die Gesundheit und sind wichtiger Bestandteil der täglichen Ernährung.

Apfelessig

Der wichtigste Inhaltsstoff ist die Essigsäure, die dem Apfelessig die typisch saure Note verleiht. Frischer, unfiltrierter Apfelessig enthält neben einer großen Anzahl an Spurenelementen auch natürliches Kalium, Kalzium sowie Zitronensäure in höherer Konzentration. Diesem Wirkstoffkonzert werden vor allem positive Effekte auf den Magen-Darm-Trakt zugesprochen. Die Säure des Apfelessigs fördert die Verdauungstätigkeit und die Sekretion von Verdauungssäften, was beispielsweise eine Linderung von Beschwerden wie Blähungen und Völlegefühl bewirkt. Außerdem unterstützt die Essigsäure eine Vielzahl von Enzymen bei der Aufbereitung von Fetten im Körper. Äußerlich angewendet erweist sich verdünnter Apfelessig als sehr gutes Hautpflegemittel. Auch Hautreizungen lassen sich mit Apfelessig-Auflagen wirkungsvoll behandeln. Zudem hat Essig einen Effekt auf unseren Organismus, der schon seit Generationen bekannt ist: Er wirkt nämlich

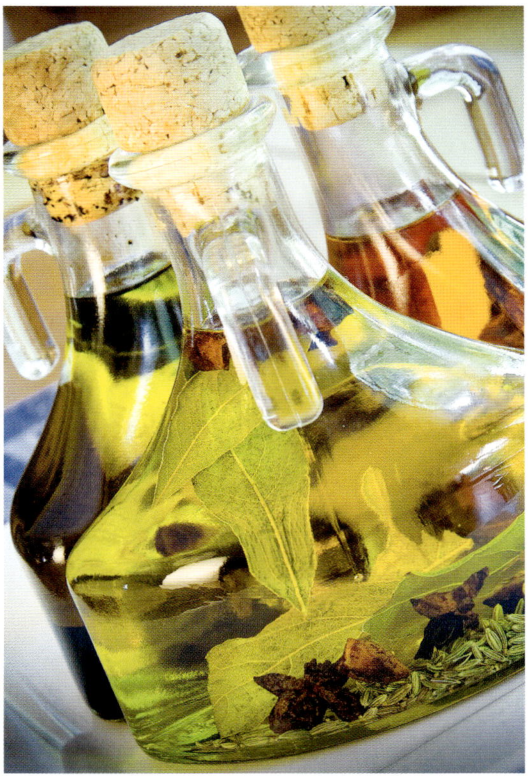

mild fiebersenkend, was wahrscheinlich auf eine verbesserte Durchblutung zurückgeführt werden kann.

Olivenöl

Vor allem im Mittelmeerraum findet Olivenöl nicht nur zur Zubereitung von Speisen und zum Verfeinern von Salaten Verwendung, sondern auch, um gezielt die Gesundheit zu fördern. Olivenöl ist vor allem reich an sogenannten ungesättigten Fettsäuren, die - wissenschaftlich nachgewiesen - vorbeugend gegen Herzkreislauferkrankungen und Arteriosklerose (Arterienverkalkung) wirken. In Ländern wie Italien oder Griechenland, in denen täglich Olivenöl konsumiert wird, ist der Anteil solcher Erkrankungen statistisch signifikant geringer. Auch zur Hautpflege und zur Regeneration von Hautstörungen erweist sich Olivenöl als bewährtes Mittel, weshalb es seit einigen Jahren zunehmend in der Kosmetikindustrie als zentraler Inhaltsstoff von Cremes und Lotionen verwendet wird. Allerdings ist Olivenöl nicht gleich Olivenöl. Die Qualität und damit auch der gesundheitliche Nutzen hängen wesentlich davon ab, wie die Oliven geerntet und weiter verarbeitet werden. Bekannt ist Ihnen sicherlich der Begriff des »extra nativen« Olivenöls. Dabei handelt es sich um ein qualitativ sehr hochwertiges Öl, das durch Kaltpressung gewonnen wird und sich durch einen niedrigen Säuregrad auszeichnet.

Kürbiskernöl

Ursprünglich stammt der Kürbis aus Mittelamerika, wo er schon seit mehreren Tausend Jahren als Gemüsepflanze kultiviert wird. Im Mittelalter gelangte die Pflanze in die Steiermark, einer Region im Osten Österreichs. Dort wurde von medizinischen Gelehrten entdeckt, dass der Kürbissamen ein kostbares und sehr feines Öl enthält. Das Öl wird aus den gerösteten Kernen gewonnen und dient nicht nur der Geschmacksverfeinerung von Salaten oder Suppen, sondern erweist sich auch als wirksames Hausmittel gegen zahlreiche Beschwerden. So werden in der Volksmedizin sowohl die Samen als auch das Öl zur Therapie von Blasen- und Prostatabeschwerden eingesetzt. Außerdem soll Kürbiskernöl in der Lage sein, die Cholesterinwerte im Blut zu regulieren und somit vor Arteriosklerose zu schützen. Zurückzuführen sind diese therapeutischen Wirkungen auf sogenannte Phytosterine, die sich in höherer Konzentration im Kürbiskernöl befinden. Bei Harnwegsleiden gilt der positive Einfluss dieser besonderen Stoffe als wahrscheinlich, bei der Senkung der Blutfette als gesichert. Zudem enthält Kürbiskernöl reichlich Vitamin E sowie ungesättigte Fettsäuren, die sich ebenfalls günstig auf die Regulierung der Blutfette sowie die Verbesserung der Fließeigenschaften des Blutes auswirken.

Nachtkerzenöl

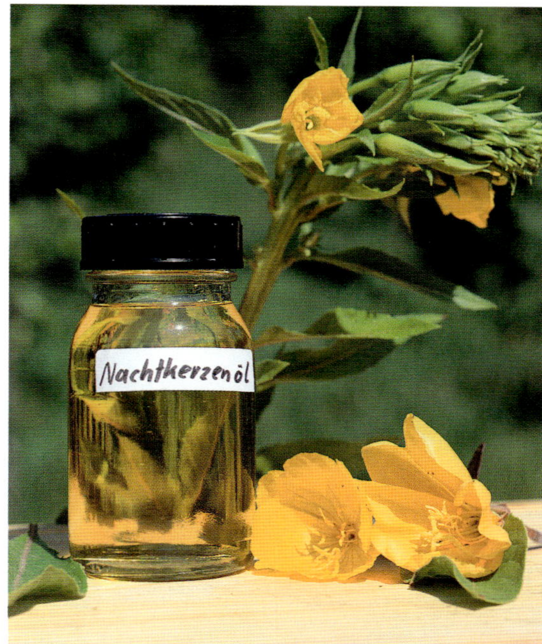

Das Nachtkerzenöl gehört zu den wertvollsten Ölen, das vor allem rheumatische Beschwerden sowie Frauenleiden zu lindern vermag.

Die Nachtkerze wurde Anfang des 17. Jahrhunderts zunächst als reine Zierpflanze von Nordamerika nach Europa eingeführt. Bei den Indianern hatte die Nachtkerze als Heilpflanze bereits einen festen Platz, in der europäischen Naturheilkunde wurde die Heilwirkung vor allem des Nachtkerzenöls erst später entdeckt. Neben B-Vitaminen und Mineralstoffen wie Kalzium und Magnesium enthält das hochwertige Öl vor allem essenzielle Fettsäuren, insbesondere die Gamma-Linolensäure. Diese Fettsäure ist für den Stoffwechsel und das Immunsystem von großer Bedeutung. Aus ihr bildet der Organismus Prostaglandin E1, das an zahlreichen Prozessen im Zellstoffwechsel beteiligt ist. So wirkt Nachtkerzenöl entzündungshemmend und schmerzlindernd bei rheumatischen Erkrankungen, da der Schmerzauslöser Prostaglandin E2 durch Prostaglandin E1 von den Schmerzrezeptoren verdrängt wird. Eine große Bedeutung hat Nachtkerzenöl auch in der Frauenheilkunde, da die Fettsäuren das hormonelle Gleichgewicht im weiblichen Organismus unterstützen. Zyklusbeschwerden wie das prämenstruelle Syndrom (PMS) werden durch die Inhaltsstoffe dieses Öls deutlich gemildert. Die ausgleichenden Eigenschaften innerhalb des Immunsystems machen Nachtkerzenöl auch zu einem bewährten Mittel gegen allergische Erkrankungen. Eine besondere Bedeutung hat es bei der Behandlung der Neurodermitis, da der hohe Gehalt an Gamma-Linolensäure entzündliche Hautreizungen zu mildern vermag, die Schutzmechanismen der Haut wiederherstellen und so die gesamte Regeneration unterstützen und fördern kann.

Schwarzkümmelöl

Schwarzkümmel ist eine 30 bis 50 Zentimeter hoch wachsende Pflanze, die mit etwa 20 Arten im Mittelmeerraum und in Westasien ihre Heimat hat. Botanisch hat der Schwarzkümmel nichts mit Kümmel zu tun, denn er bildet mohnähnliche Kapseln aus, deren Samen

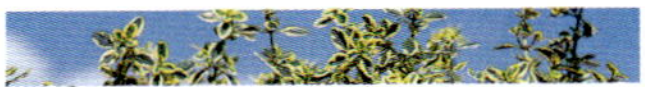

Tipp

Lassen Sie sich in der Apotheke über die Auswahl und Anwendung qualitativ hochwertiger Spezialöle wie Teebaum- oder Schwarzkümmelöl beraten.

zu einem wertvollen Öl kalt gepresst werden. Dieses Öl verfügt - wie auch Nachtkerzenöl - über einen hohen Gehalt an mehrfach ungesättigten Fettsäuren, vor allem Linolsäure und Gamma-Linolensäure. Aus diesen Fettsäuren stellt der Körper hormonähnliche Substanzen her. Es sind spezielle Prostaglandine (E1 und E3), die im Organismus eine Schutzwirkung entfalten. Neben verschiedenen ätherischen Ölen und dem Alkaloid Nigellin enthält Schwarzkümmelöl zudem wichtige Aminosäuren, wie Arginin, Asparagin, Cystin, Glutamin, Glycin, Leuzin, Lysin, Methionin, Phenylalanin, Serin, Threonin, Tryptophan, Tyrosin und Valin.
Die Inhaltsstoffe des Schwarzkümmelöls unterstützen sowohl das Immunsystem als auch den Stoffwechsel. Sie wirken schmerzstillend, bronchialerweiternd sowie entzündungshemmend. In Studien konnte nachgewiesen werden, dass Schwarzkümmelöl eine gute Wirksamkeit bei Allergien und Rheuma entfaltet und die entzündlichen Reizungen, die durch diese Krankheiten hervorgerufen werden, deutlich zu mildern vermag.

Teebaumöl

Das Öl wird aus den Blättern des australischen Teebaums gewonnen und hat als Heilpflanze bei den Aborigines, den Ureinwohnern Australiens, seit jeher große Bedeutung, zum Beispiel um Verbrennungen, Wunden und Quetschungen zu behandeln. Es gibt zahlreiche Teebaumsorten, doch nur die Blätter des *Maleuca alternifolia* sind zur Gewinnung des ätherischen Öles geeignet.
Wissenschaftlich bewiesen ist, dass australisches Teebaumöl antimikrobielle Eigenschaften besitzt. Es kann also effektiv gegen entzündliche Erkrankungen auf Haut und Schleimhäuten eingesetzt werden, die durch Krankheitserreger wie Viren, Bakterien oder Pilze ausgelöst sind. Der gesundheitliche Nutzen hängt jedoch sehr vom Produkt und der richtigen Anwendung ab.
Bei zu hoher Konzentration durch nicht ausreichende Verdünnung und bei Menschen mit erhöhter Empfindlichkeit kann es zu ausgeprägten Allergien und Hautreizungen kommen.
Wichtig ist deshalb, nur qualitativ hochwertige Öle von ausgewiesenen Markenherstellern zu kaufen und vor der Anwendung einen Verträglichkeitstest zu machen. Dazu können Sie einen Tropfen auf die Haut geben und die Reaktion beobachten. Außerdem ist Teebaumöl nicht zur innerlichen Anwendung geeignet. Bei Mundspülungen sollten Sie deshalb besonders vorsichtig sein, Sie dürfen das Öl nicht hinunterschlucken.

Heilende Nahrungsmittel

»Der Mensch ist, was er isst.« Dieses Sprichwort stammt vom deutschen Philosophen Ludwig Feuerbach (1804–1872). Ob der Denker damals schon ahnte, was heute erst die Wissenschaft nach und nach entschlüsselt – nämlich, dass sich Abertausende von hochaktiven, äußerst wirkungsvollen Substanzen in unserer Nahrung verstecken? Stoffe, die das Geheimnis von Gesundheit, Vitalität und Wohlbefinden in sich bergen. Bisher haben Ernährungswissenschaftler ungefähr 6000 bis 8000 bioaktive Stoffe in unseren Lebensmitteln ausfindig gemacht. Mit Sicherheit handelt es sich dabei aber nur um einen Bruchteil. Wissenschaftler vermuten, dass sich noch viel, viel mehr der winzigen Wunderstoffe in unserer Nahrung verbergen. Viele von ihnen stammen aus Pflanzen – aus Obst, Gemüse und Salat – und tragen so klangvolle Namen wie Quercetin, Allicin, Pektin oder Beta-Carotin. Früher hat man ihnen kaum Aufmerksamkeit geschenkt; das Interesse galt fast ausschließlich den Nahrungsbausteinen Eiweiß, Kohlenhydrate und Fett sowie den Vitaminen und Mineralstoffen. Heute weiß man, welchen Verlust das bedeutet. Internationale Studien haben eindeutig erwiesen, dass die übrigen bioaktiven Stoffe genauso wichtig für uns sind, weil sie im Zusammenspiel mit den Nährstoffen und Vitaminen unzählige Funktionen im Organismus erfüllen: Sie helfen, die Energietanks wieder aufzufüllen, die Zellen zu regenerieren, die Abwehrkräfte zu mobilisieren, den Stoffwechsel auf Trab zu halten und die Nerven zu stärken. Kurz: Sie haben die Kraft, uns in körperliche und seelische Bestform zu bringen. Im Folgenden erhalten Sie einen Überblick über die Nahrungsmittel mit dem größten gesundheitlichen Nutzen.

Gemüse und Obst

Frisches Obst und Gemüse sowie Salat – am besten aus biologischem Anbau und in bunter, abwechslungsreicher Mischung – sollten täglich auf Ihrem Speiseplan stehen. Damit erhalten Sie alle Mikronährstoffe wie Mineralien, Vitamine, Spurenelemente, aber eben

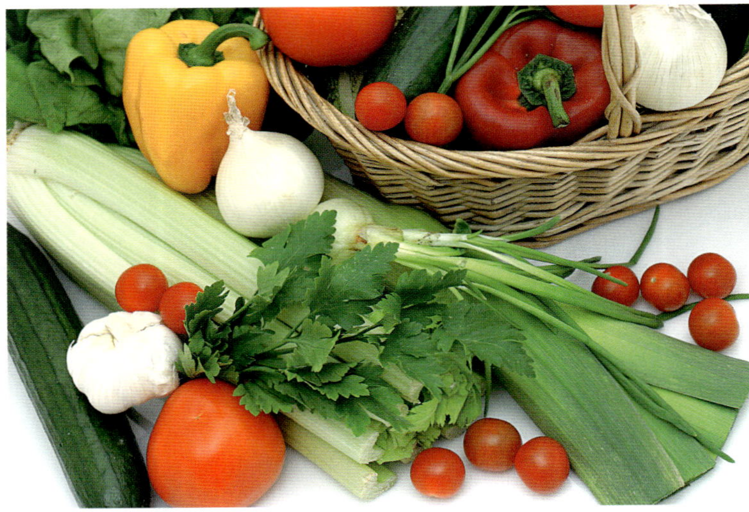

Frisches Gemüse sollte die Basis unserer täglichen Ernährung bilden und regelmäßig gegessen werden.

auch die wichtigen sekundären Pflanzenwirkstoffe, die Ihr Körper braucht, um gesund und fit zu bleiben. Außerdem sind Birnen, Brokkoli & Co. reich an Faserstoffen, auch als Ballaststoffe bekannt. Diese Stoffe werden zwar selbst nicht verdaut, sie regen aber die Darmaktivität an, fördern die Durchblutung und verbessern die Aufnahme von Nährstoffen ins Blut. Wie wichtig eine gesunde Kost mit viel Obst, Gemüse und Salat, dafür weniger (fettem) Fleisch, Wurst und anderen fetthaltigen Lebensmitteln wirklich ist, haben mehrere Studien bewiesen. So lassen sich zahlreiche Krankheiten durch eine pflanzlich orientierte Kost verhüten und erwiesenermaßen das Risiko für Krebs, vor allem für Darmkrebs, um ca. 30 Prozent senken.

Gewürze

Gewürze hatten in allen großen Lehren - im indischen Ayurveda, in der Medizin Chinas, Ägyptens und des antiken Griechenlands - weniger den Zweck der kulinarischen Verfeinerung von Gerichten. Sie dienten vielmehr als Heilmittel, um verschiedene Beschwerden zu behandeln. Heute ist wissenschaftlich belegt, dass die meisten Gewürze tatsächlich therapeutische Wirkungen entfalten können. Zurückzuführen ist das auf ihren hohen Gehalt an ätherischen Ölen, sekundären Pflanzenwirkstoffen sowie zahlreichen Vitaminen. So zeichnen sich Petersilie, Basilikum oder Dill beispielsweise durch einen hohen Vitamingehalt aus, Safran, Nelken, Zimt sowie Salbei und Thymian enthalten Aromastoffe in hoher Konzentration, die antiseptisch wirken und Entzündungen mildern, Kurkuma (Gelbwurz) senkt auf milde Weise den Cholesterinspiegel, regt den Gallefluss an und fördert - wie auch Koriander oder Majoran - die Verdauungstätigkeit. Am besten kaufen Sie Küchenkräuter immer frisch aus biologischem Anbau oder ziehen sie - wenn Sie die Möglichkeit dazu haben - im Blumentopf selbst. Beim Kauf von Gewürzpulvern sollten Sie ebenfalls immer auf hohe Qualität achten und sich über das Herkunftsland sowie die Anbauweise informieren.

Die besten Kräuter und Gewürze für Ihre Gesundheit

Um insbesondere Salate und Suppen zu verfeinern, eignen sich folgende Kräuter hervorragend:

- Dill
- Kresse
- Liebstöckel
- Petersilie
- Zitronenmelisse

Für eine italienische Geschmacksnote Ihrer Gerichte sorgen vor allem:

- Basilikum
- Majoran
- Oregano
- Rosmarin
- Salbei
- Thymian

Einen deutlich asiatischen Einschlag bekommen Ihre Speisen durch:

- Chili
- Ingwer
- Koriander
- Zitronengras

Für eine orientalische, aber auch asiatische (zum Beispiel indische) Ausrichtung Ihrer Küche eignen sich gut:

- Kardamom
- Kumin (Kreuzkümmel)
- Kurkuma
- Paprika
- Safran
- Zimt

Ausgezeichnet für die Verfeinerung Ihrer Speisen, aber auch von großem gesundheitlichem Nutzen sind zudem Wildkräuter wie beispielsweise:

- Bärlauch
- Beifuß
- Brennnessel
- Huflattich
- Löwenzahn
- Rotklee
- Sauerampfer
- Sauerklee
- Schafgarbe

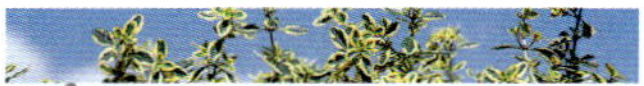

Tipp

Sammeln Sie Wildkräuter nicht in der Nähe von Straßen und Industrieanlagen, nicht auf Äckern, Hundewiesen oder in Naturschutzgebieten.

Wenn Sie Wildkräuter selbst sammeln möchten, brauchen Sie einige botanische Grundkenntnisse. Denn Sie müssen essbare von ungenießbaren oder gar giftigen Pflanzen unterscheiden können.
Reißen Sie die Pflanzen nicht aus, sondern schneiden Sie nur das ab, was Sie brauchen (beispielsweise die Blätter des Bärlapps). Wildkräuter können in unseren Breitengraden von März bis November gesammelt werden. Viele Arten schmecken jedoch im Frühjahr am besten.

Getreideprodukte

Auch das morgendliche Müsli und das Vollkornbrötchen oder -brot fördern Ihre Gesundheit sowie Ihr Wohlbefinden. Getreideprodukte - am besten aus vollem Korn - dürfen in einer abwechslungsreichen Ernährung nicht fehlen. Vollkornprodukte besitzen zahlreiche Nähr- und Vitalstoffe, die der Organismus dringend braucht. Neben Kohlenhydraten, Eiweiß, Ballaststoffen und Fett enthalten sie auch lebenswichtige Vitamine und Mineralstoffe. In vielen hellen Mehlsorten fehlen jedoch diese kostbaren Bestandsteile des Korns, weil Schale und Keime meist bei der Herstellung des Mehls entfernt werden. Allerdings finden sich gerade in diesen Pflanzenteilen besonders viele Vitamine und Mineralstoffe. Zum Vergleich: Brot aus Vollkornmehl enthält viermal so viel Eisen und doppelt so viel Magnesium wie Weißbrot. Geben Sie deshalb nicht nur bei Brot oder Brötchen, sondern auch bei Nudeln oder Reis den Vollkornprodukten immer den Vorzug.

Milch und Milchprodukte

Milch wird landläufig nicht als Getränk, sondern als Nahrungsmittel bezeichnet. Und das mit Fug und Recht. Gerade in den ersten Monaten ist Milch für Mensch und Säugetier unentbehrlich, um zu wachsen und sich gesund zu entwickeln, denn sie enthält alle dafür notwendigen Stoffe. Vor allem Kinder haben einen besonders hohen Bedarf an Energiebausteinen wie Kohlenhydraten, Fett und Eiweiß sowie Mineralstoffen und Vitaminen, die in Milch reichlich vorhanden sind. Sie darf in der Ernährung von Klein- und Schulkindern deshalb nicht fehlen. Aber auch für Erwachsene sind Milch und Milchprodukte wie Quark, Joghurt, Kefir, Dickmilch, Buttermilch und Käse vor allem wegen des hohen Gehalts an Kalzium sehr empfehlenswert. Speziell angereicherte Sorten von Joghurt und sauren Milchprodukten liefern dem Körper zudem noch sogenannte Prä- und Probiotika. Diese Substanzen sind für eine gesunde Darmflora un-

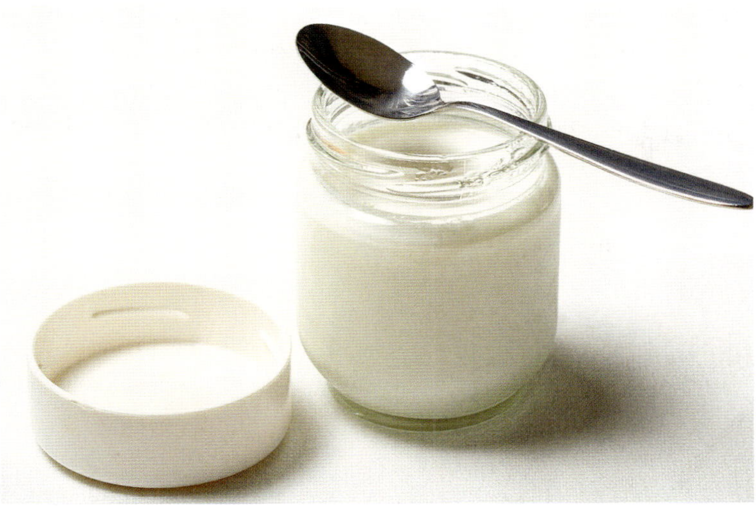

Lebende Bakterienkulturen im Joghurt stärken die Darmflora und sorgen für eine gesunde Verdauung.

entbehrlich. Die Darmflora besteht aus Millionen »guter« Bakterien, die als ortständige Immuntruppe neben anderen Abwehrmolekülen die wichtige Aufgabe haben, den Darm und infolgedessen letztlich den gesamten Organismus vor Krankheitserregern zu schützen. Präbiotika wiederum sind spezielle Nährstoffe, zum Beispiel kleine Kohlenhydratmoleküle, die den nützlichen Bakterien sozusagen als Futter dienen, damit sie sich gut vermehren können. Bei Probiotika handelt es sich selbst um Bakterien, wie Laktobazillen, welche die Darmflora besiedeln und positiv unterstützen.

Fisch und Fleisch

Diese tierischen Nahrungsmittel haben ebenfalls einen großen gesundheitlichen Nutzen. So liefern vor allem Seefische und Meeresfrüchte eine Vielzahl an Spurenelementen wie Zink, Selen und Jod, die häufig durch pflanzliche Kost in dieser Konzentration nicht zu erhalten sind. Außerdem bekommt der Organismus durch regelmäßigen Verzehr von Fisch wertvolles Eiweiß geliefert. Mageres Fleisch, zum Beispiel Rind, Kalb, Lamm sowie Geflügel bergen ebenfalls wichtige Gesundheitsstoffe: Das für die Blutbildung so wichtige Eisen ist in Fleisch viel reichhaltiger vorhanden als in Pflanzenkost. Laut ernährungswissenschaftlichen Empfehlungen sollte ein- bis zweimal Seefisch und ein- bis zweimal eine Portion Fleisch auf Ihrem wöchentlichen Speiseplan stehen. Wenn Sie sich vegetarisch ernähren möchten, sollten Sie mit Ihrem Arzt oder auch einem Ernährungsberater absprechen, wie Sie den Bedarf an wichtigen Vitalstoffen decken können.

Wasser und Salz

Die Heilkraft von Wasser und Salz - im Meer ist beides als Einheit verbunden - zu nutzen, hat in vielen Kulturen eine Jahrtausende währende Tradition. Die alten Völker der Babylonier, Ägypter, Assyrer oder Inder beispielsweise nutzten Wasser- und Salzanwendungen, um das körperliche Wohlbefinden zu verbessern und Beschwerden zu lindern. Auch Hippokrates berichtete schon vor über 2000 Jahren von der Heilkraft des Wassers. Der berühmte »Wasserdoktor« Pfarrer Sebastian Kneipp aus dem bayerischen Bad Wörishofen entwickelte mit seinen zahlreichen hydrotherapeutischen Anwendungen ein umfassendes Gesamtkonzept, welches das Element Wasser ins Zentrum der Therapie stellt.

Das Wassertreten ist der Klassiker unter den Kneipp-schen Behandlungen.

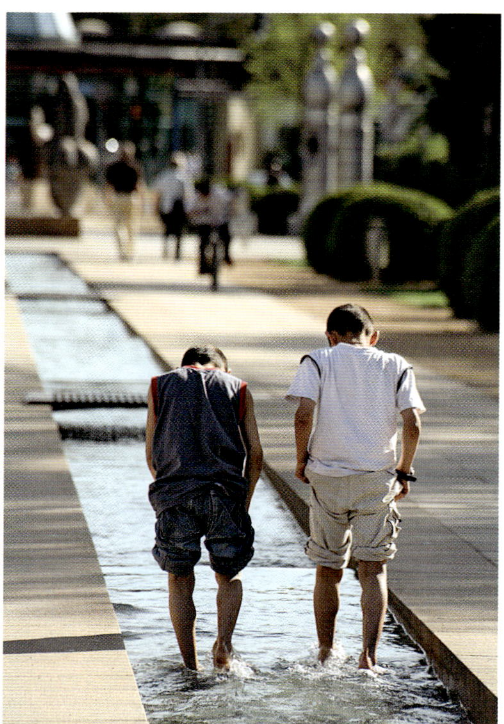

Hydrotherapie

Das Prinzip der Hydrotherapie basiert auf den Temperaturreizen, die Wasser auf der Haut auslöst. Warmes und kaltes Wasser erzeugt unterschiedliche Reize, die vom Körper unterschiedlich beantwortet werden. Grundlage der Kneipp'schen Therapielehre ist damit das Prinzip von Reiz und Reizantwort, das auch den Wasseranwendungen zugrunde liegt. Die Haut registriert über Temperaturfühler den Temperaturreiz; diese Fühler werden in der medizinischen Fachsprache als Thermorezeptoren bezeichnet. Sie melden den Temperaturreiz an Nerven, die diese Information ans Rückenmark weitergeben, von wo aus sie zum Gehirn gelangen. Temperaturreize lösen dort bestimmte Effekte aus, zum Beispiel eine Änderung des Herzschlags, des Blutdrucks und des Wachheitsgrades. Die Temperaturreize bewirken zusätzlich, dass der Muskeltonus, also die Spannung der Muskeln herabgesetzt wird. In der Kneipp'schen Lehre gibt es weit über 100 verschiedene

Wasseranwendungen in Form von Waschungen, Wassertreten, Güssen, Bädern, Inhalationen und Wickeln. Spezielle hydrotherapeutische Therapien sind eher für die Behandlung innerhalb einer Kur geeignet. Aber Waschungen, Bäder, Güsse oder Wickel können Sie auch bei sich zu Hause durchführen.

Salzanwendungen

Die volksmedizinische Anwendung von Salz erfolgt zumeist als sogenannte »Sole-Behandlung«. Der Begriff Sole stammt aus dem Mittelhochdeutschen und bedeutet so viel wie Salz-Wasser-Lösung. Die medizinische Wirksamkeit von Sole-Anwendungen, beispielsweise als Spülungen, Umschläge oder Bäder, bei Hautkrankheiten wie Neurodermitis oder Psoriasis (Schuppenflechte) ist unbestritten. Aber auch andere Behandlungsmaßnahmen wie Salzwasser-Inhalationen haben sich bewährt, um Atemwegserkrankungen (wie Husten oder Schnupfen) zu behandeln. Die Sole-Therapien machen sich den Effekt des Salzes zunutze, die Schleimhäute zu reinigen, entzündliche Reizungen auf Haut und Schleimhäuten zu verringern und die Regeneration zu fördern.

Thalassotherapie: Heilen mit Meerwasser

Das Wort Thalassotherapie stammt aus dem Griechischen und bedeutet Meerwassertherapie (griechisch: thalassa = Meer). Dabei werden die Wasserzusammensetzung sowie bestimmte Inhaltsstoffe des Meeres gezielt genutzt, um Beschwerden zu behandeln. Vor allem das Salz und Spurenelemente wie Jod und Algenbestandteile entfalten therapeutische Wirkungen. Für die Heilanwendungen wird das Wasser aus dem Meer gepumpt und erwärmt, damit sich die wertvollen Mineralstoffe in Wannenbädern optimal entfalten können. Es gibt spezielle Wasser-Massage-Programme, zum Beispiel bei Venenproblemen, Menstruationsbeschwerden oder gegen Stress und Muskelverspannungen. Als Algen- und Schlammpackungen können Meeresprodukte eingesetzt werden, um Hautprobleme und Cellulite zu behandeln sowie als Leberwickel den Stoffwechsel anzuregen. Tatsächlich sind Algenextrakte durch ihren hohen Gehalt an Mineralstoffen, Spurenelementen und Aminosäuren zur allgemeinen Vitalisierung sehr nützlich. Thalassotherapien werden optimalerweise innerhalb einer Kur in Anspruch genommen. Für eine Anwendung zu Hause können Sie aber auch entsprechende Kur-Produkte wie spezielle Badesalze in Drogeriemärkten, Reformhäusern oder in der Apotheke kaufen.

Erde, Lehm und Ton

Schon unsere Vorfahren aus der Steinzeit wussten, dass Mutter Erde heilende Stoffe birgt und dass beispielsweise Lehmpackungen durch ihren Gehalt an speziellen Mikroorganismen eine beruhigende und wundheilende Wirkung haben. Im Rahmen der Balneotherapie werden gezielte Anwendungen mit Lehm-, Fango- oder Moorpackungen in vielen Heilbädern auch heute noch kurmäßig durchgeführt. In der Hausmittel-Behandlung werden sie bevorzugt zur Unterstützung bei Hautkrankheiten, Muskel- und Gelenkproblemen sowie Frauenleiden eingesetzt. Im Folgenden lernen Sie die wichtigsten Stoffe und ihr Anwendungsspektrum kennen:

Moor

Moor ist wohl einer der effektivsten Naturheilstoffe, der vor allem gynäkologischen Problemen erfolgreich zu Leibe zu rücken vermag. Aber auch entzündliche und degenerative Gelenkerkrankungen lassen sich wirkungsvoll mit Moor behandeln. Die schwarze, erdige Substanz entstand im europäischen Raum aus Pflanzen, die zum Ende der letzten Eiszeit in den zurückgebliebenen feuchten Senken wuchsen. Das Wasser verhinderte, dass sich Pflanzen und Pollen zersetzten, die als Torf abgelagert wurden.
Moor ist sehr mineralstoffreich, enthält aber auch organische Verbindungen wie Zellulosen, Huminsäuren, Gerbsäuren und das weibliche Geschlechtshormon Östrogen. Vor allem die hormonellen Substanzen machen Moor für die Behandlung gynäkologischer Krankheiten so geeignet. So haben Studien, beispielsweise von der Universität München gezeigt, dass gezielte Moorbehandlungen (etwa durch eine Scheidentamponade mit einem auf über 40 °C erwärmten Moorsäckchen) Frauen mit Kinderwunsch helfen, schneller schwanger zu werden. Die östrogenartigen Substanzen dringen offensichtlich über die Scheidenschleimhaut in den Organismus, regulieren dort den Zyklus und fördern die Eizellreifung. In einem Moorbad verteilt sich die Wärme gleichmäßig über den ganzen Körper. Diese

Wärme wirkt entspannend, die Muskeln entkrampfen sich, Schmerzen und Verspannungen weichen, es breitet sich Ruhe und Gelöstheit im Organismus aus. Die Körperkerntemperatur steigt um ca. ein Grad Celsius an, und so werden die Stoffwechselprozesse in Gang gebracht. Die Durchblutung verbessert sich, die Funktionen des Nerven- und Hormonsystems werden aktiviert, die Leistung der Körperabwehr gesteigert. Die Huminsäuren im Moor stärken den Säureschutzmantel der Haut und Schleimhaut, und Krankheitserreger können besser abgewehrt werden.

Fango

Bei Fango handelt es sich um einen heilkräftigen Mineralschlamm, der aus einer heißen Quelle vulkanischen Ursprungs stammt. Italien gilt als Herkunftsland dieser Substanz (italienisch: fango = Schlamm), deren Heilkraft schon römische Legionäre zu schätzen gewusst haben sollen. Der Schlamm aus pulverisiertem Vulkangestein und (Thermal-)wasser wird entweder heiß, körperwarm oder seltener auch kalt auf die zu behandelnden Körperbereiche aufgetragen. Die Anwendung kann als dickbreiige Packung erfolgen oder auch als Fangobad mit dünnflüssigerem Mineralschlamm. Fango-Anwendungen sind vor allem bewährt zur Behandlung von rheumatischen Gelenkbeschwerden, Neuralgien (Nervenschmerzen) und Muskelverspannungen.

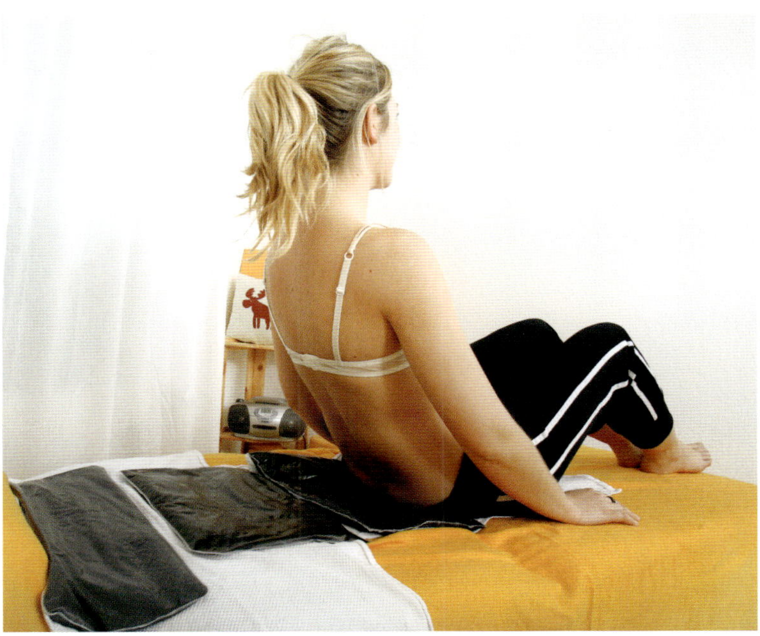

Fango wird sehr häufig zur Muskellockerung und Vorbereitung einer Massage angewendet.

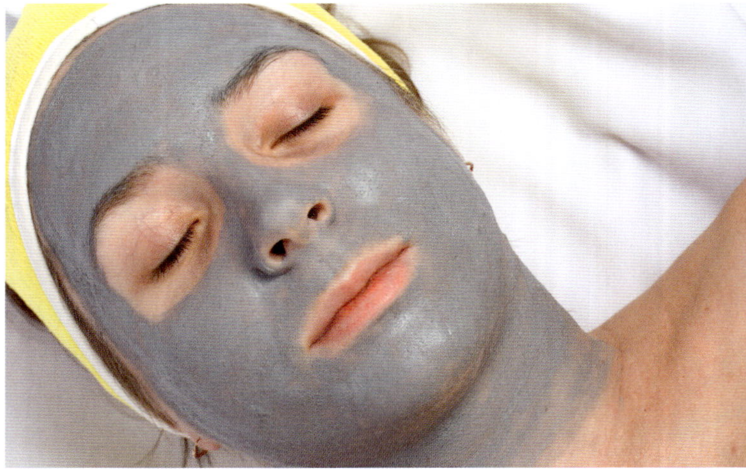

Aufgrund ihrer entzündungshemmenden und wundheilenden Eigenschaften eignet sich Tonerde besonders zur Behandlung von Hautreizungen.

Tonerde

Tonerde ist ein erdiges Gestein mit einer sehr feinen, wasserdurchlässigen Textur. Sie entsteht bei der Zersetzung von bereits existierenden »Muttergesteinen« wie Granit oder Feldspat. Abhängig von der physikalisch-chemischen Zusammensetzung hat Tonerde unterschiedliche Farbtöne, die von Weiß, Gelb oder Grau bis zu Grün, Braun oder Rot reichen. Hauptsächlich besteht sie aus Aluminiumsilikaten, die Spuren anderer Elemente enthalten wie Aluminiumoxid, Titan, Kalzium, Kalium, Natrium und Magnesium. Die beruhigende, entzündungshemmende und wundheilende Wirkung der Tonerde kann erfolgreich zur Behandlung von Quetschungen, Prellungen, Verstauchungen und Blutergüssen eingesetzt werden. Außerdem eignet sie sich auch für kosmetische Anwendungen. Schon in der Antike hatte man die Substanz auch zur Haut- und Haarpflege genutzt. Tonerde reinigt die Haut, klärt den Teint und wirkt Unreinheiten entgegen. Als Gesichtsmaske oder Badezusatz hat Tonerde einen regenerierenden Effekt und lässt die Haut wieder glatt und geschmeidig erscheinen.

Lehm

Lehm ist eine Mischung aus Sand und Ton. Die Substanz entsteht durch Verwitterung verschiedener Gesteinsarten und ist einer der ältesten Baustoffe der Welt. Aber auch in der Naturmedizin hat Lehm - wie anfangs erwähnt - eine lange Tradition, die bis zur Steinzeit zurückreicht. Lehm wird als Wickel verwendet und entfaltet dabei seine entfettende, reinigende und entgiftende Wirkung. Deshalb erweist er sich als besonders hilfreich zur Behandlung von Hautproblemen wie beispielsweise Akne.

Sonne, Licht und Wärme

Dass Sonnenlicht nicht nur für Pflanzen, sondern auch für uns Menschen eine lebenserhaltende Kraft besitzt, ist von alters her bekannt. Licht beeinflusst sowohl unsere Psyche als auch zahlreiche Funktionen in unserem Organismus. Durch kurzwelliges UV-Licht beispielsweise wird der Kreislauf angeregt. Außerdem kann unter dem Einfluss von Sonnenlicht der Körper das lebensnotwendige Vitamin D in der Haut bilden. Jeder von uns weiß – wahrscheinlich sogar aus eigener Erfahrung –, dass anhaltender Lichtmangel krank machen kann. So nehmen depressive Verstimmungen und andere seelische Probleme in der »dunklen Jahreszeit« erwiesenermaßen zu. Dagegen sind die meisten Menschen im Frühling und Sommer leistungsfähiger, fröhlicher, ausgeglichener und fühlen sich auch wohler, wenn

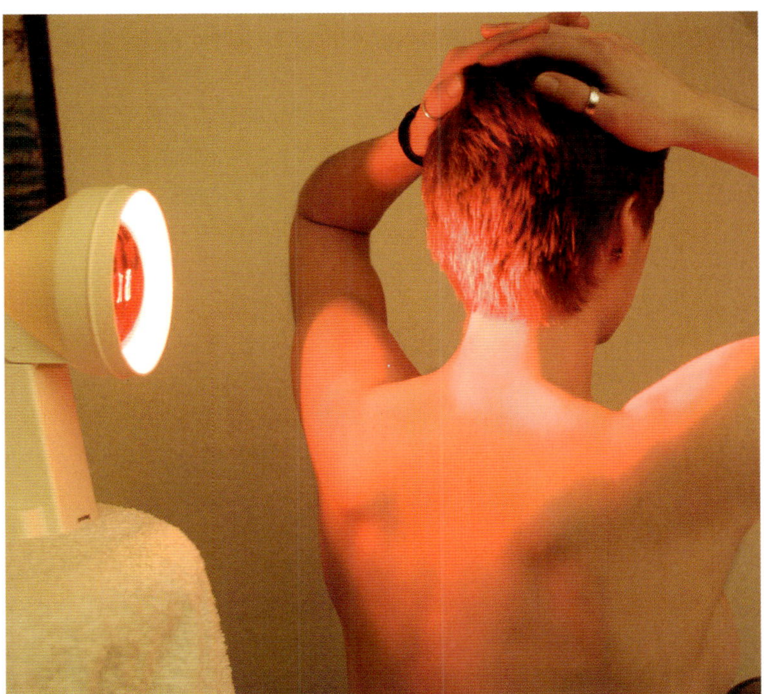

Wärmendes Licht hilft verspannte Muskeln zu lockern.

es draußen angenehm warm ist. Spezielle lichttherapeutische Anwendungen machen sich diese Wirkungen zunutze. So wirken sich wohldosierte Sonnenbäder oder Spaziergänge an sonnigen Tagen als leichte Reizbehandlung positiv auf den ganzen Organismus aus. Lichttherapie steigert die Abwehrkräfte, regt den Stoffwechsel an und harmonisiert die Neurotransmitter, spezielle Botenstoffe, die wesentlichen Einfluss auf unser emotionales Erleben haben. Die therapeutische Wirkung von Licht machen sich auch Hautärzte zunutze, indem sie beispielsweise Hauterkrankungen wie die Schuppenflechte mit einer exakt dosierten UV-Strahlentherapie behandeln. Bei der Rotlicht-Behandlung hat nicht das Licht, sondern die ausgeprägte Wärme, die von dieser Lichtquelle ausgeht, einen therapeutischen Effekt. Rotlicht-Anwendungen helfen unter anderem, chronische Entzündungsprozesse (zum Beispiel in den Nasennebenhöhlen) zu mildern und die Heilung zu beschleunigen.

Unser lebensspendender Stern: die Sonne

Die Sonne heißt auf Griechisch »Helios« und ist das Zentralgestirn in unserem Planetensystem. Für das Leben auf der Erde ist die Sonne von existenzieller Bedeutung, denn unzählige Prozesse – beispielsweise das Klima, die Gezeiten, das Pflanzenwachstum – werden von der Strahlungsenergie des riesigen Sterns angetrieben. Auch Menschen und Tiere könnten ohne Sonne nicht existieren. Der Durchmesser der Sonne beträgt knapp 1,4 Millionen Kilometer, ihr Abstand zur Erde 150 Millionen Kilometer. Ihre ungeheure Strahlenenergie bezieht die Sonne aus ihrem eigenen Inneren: Im Sonnenkern entsteht fortlaufend durch Fusion von Atomkernen Helium. Dieser Prozess treibt die Sonne an.
Die elementare Bedeutung der Sonne für das Leben auf unserem Planeten Erde ist den Menschen schon immer bewusst gewesen. So wurde in vielen alten Kulturen – beispielsweise bei den Ägyptern, Sumerern, Babyloniern, Azteken oder Griechen – die Sonne als Gottheit verehrt. Im alten China setzte man sie mit Yang und dem Prinzip des Männlichen und Aktiven gleich. Auch die tiefgreifende Wirkung wohldosierten Sonnenlichts auf unsere Gesundheit und unser Wohlbefinden war den Menschen schon früh bekannt, weshalb Lichttherapien in allen großen Gesundheitslehren einen festen Platz einnehmen.

Massagen

Massagen zählen zu den ältesten Heilmethoden überhaupt. Die Entwicklung manueller Techniken zur Verbesserung des Befindens und Linderung von Beschwerden hat wahrscheinlich im Osten Afrikas und in Asien (Ägypten, Persien, China) ihren Ursprung genommen. Bereits 2600 vor Christus beschreibt der mythische chinesische Kaiser Huáng Dì erste Massagehandgriffe und gymnastische Übungen. Auch in der indischen Ayurveda-Lehre nahmen Massageanwendungen schon sehr früh einen festen Platz im Behandlungsspektrum ein. Über Hippokrates wurden die manuellen Therapietechniken in die europäische Heilkunst eingeführt.

Wie wirken Massagen? Die östlichen Lehren gehen von der Vorstellung aus, dass im Körper eine Energie (Prana oder Qi) kreist, deren Fluss durch Krankheiten blockiert wird. Massagen lösen diese Blockaden und bringen die Energie wieder zum Fließen. Der westlichen Vorstellung liegt dagegen eine eher mechanistische Vorstellung zugrunde, die sich im Wesentlichen auf die Funktionsverbesserung von Muskeln, Sehnen und Knochen konzentriert. Eine zunehmende ganzheitliche Sichtweise und die immer stärkere Verschmelzung östlichen und westlichen Medizinwissens versucht beide Wirkmodelle miteinander zu verbinden. Wissenschaftlich ist mittlerweile erforscht, dass gezielte Massageanwendungen vielfältige positive Effekte im Organismus haben:

- Sie regen im behandelten Areal die Durchblutung an.
- Sie entspannen die Muskulatur.
- Sie lösen Verkrampfungen.
- Sie lindern Schmerzen.
- Sie senken Blutdruck und Pulsfrequenz.
- Sie wirken psychisch ausgleichend und beruhigend.
- Sie verbessern den Zellstoffwechsel.
- Sie fördern die Wundheilung.

Die Reflexzonenmassage ist eine spezielle Technik, der die Stimulierung besonderer Energieleitbahnen von der Haut zu den Organen zugrunde liegt.

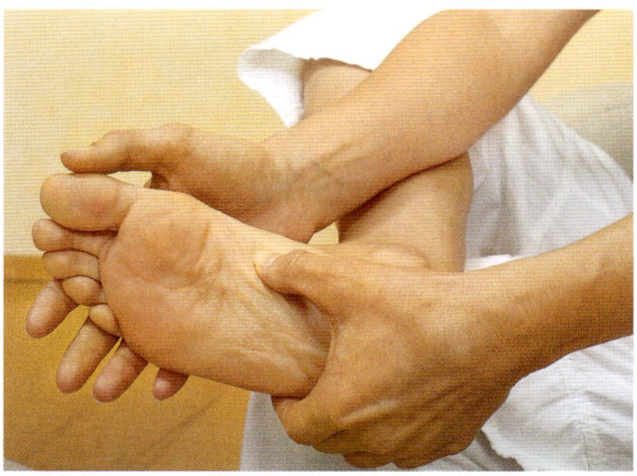

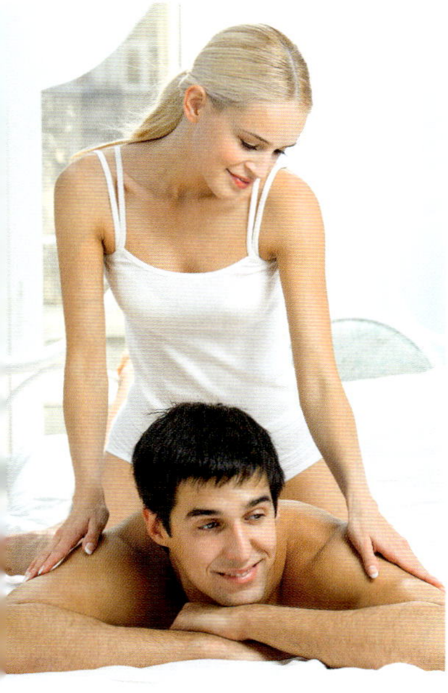

Eine Partnermassage verbindet den Effekt der wohltuenden Berührung mit liebevoller Zuwendung.

- Sie entschlacken Haut und Bindegewebe.
- Sie regen die Libido an.
- Sie lösen Ängste und lindern depressive Verstimmungen.

Heute gibt es eine große Zahl von Massagetechniken, die aber im Wesentlichen alle auf zwei Behandlungsmodellen basieren:
- Bei der klassischen Methode werden Haut und Muskulatur in einem umschriebenen Bereich massiert.
- Bei der Reflexzonenmassage werden mit der äußerlichen Behandlung über Reflexbögen erkrankte Organe im Inneren behandelt.

Während die klassische Massageform schulmedizinisch voll anerkannt ist, sind die Techniken, die auf eine reflektorische Wirkung zielen, häufig noch der Kritik ausgesetzt, da keine ausreichenden wissenschaftlichen Belege vorliegen. Zudem erfordern sehr spezielle manuelle Therapiemethoden ein umfassendes Wissen sowie viel praktische Erfahrung. Sie sind nur eingeschränkt zur Selbstbehandlung geeignet. Spezialisten, zum Beispiel Physiotherapeuten, bieten diese Form der Massagen an. Im Folgenden erhalten Sie eine Beschreibung klassischer Massageanwendungen, die sich gut für zu Hause eignen:

Klassische Teil- oder Ganzkörpermassage

Diese Massage kann jeder mit etwas Übung durchführen.
Gönnen Sie sich dafür Zeit und achten Sie darauf, dass der Raum warm und frei von Zugluft ist. Damit Sie selbst oder Ihr Partner die Massage genießen und sich auch wirklich entspannen kann, sollten Sie Störquellen wie Telefon oder Klingel wenn möglich ausschalten.
Führen Sie die Massage idealerweise auf einem speziellen Massagetisch durch. Eine feste Unterlage (harte Matratze, Isomatte) tut es aber auch. Das Bett ist jedoch meistens zu weich.
Wärmen Sie bitte, bevor Sie mit der Massage beginnen, Ihre Hände auf, damit Ihr Partner (oder Ihr Kind) den Kontakt als angenehm empfindet.
Beginnen Sie die Massage mit sanften Bewegungen Ihrer Finger und Hände. Sie können leichte Kreise machen oder auf der Körperpartie längs entlang streichen.
Geeignete Massagetechniken sind: Kneten, Reiben, Rollen und Klopfen. Verwenden Sie beim Massieren die Daumen, Fingerkuppen, Handflächen und Handkanten.
Auch Geräte wie Bürsten, Schwämme oder Rolle können Sie zu Hilfe nehmen. Ein Aromaöl unterstützt den Massageeffekt.

Entspannungsübungen

In allen großen Gesundheitslehren hatten und haben Entspannungstechniken zur Harmonisierung der körperlichen und seelischen Befindlichkeit einen großen Stellenwert. Vor allem in den östlichen Kulturen sind Übungen wie Meditation oder Yoga fester Bestandteil eines ganzheitlich ausgerichteten Gesundheitsprogramms und werden von vielen Millionen Menschen dort täglich praktiziert. Die Techniken haben zum Ziel, körperliche und seelische Anspannung, die durch Stress, Ärger, Angst, Sorgen, Überlastung und andere Faktoren ausgelöst werden, zu reduzieren und innere Ausgeglichenheit und

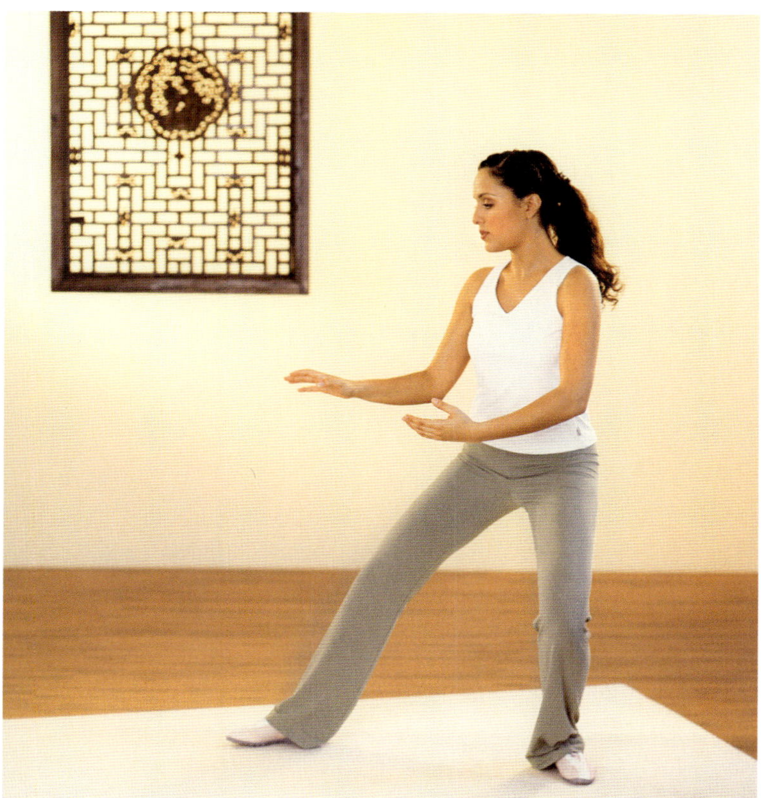

Tai Chi ist eine altbewährte asiatische Bewegungstechnik, die für Entspannung und inneren Ausgleich sorgt.

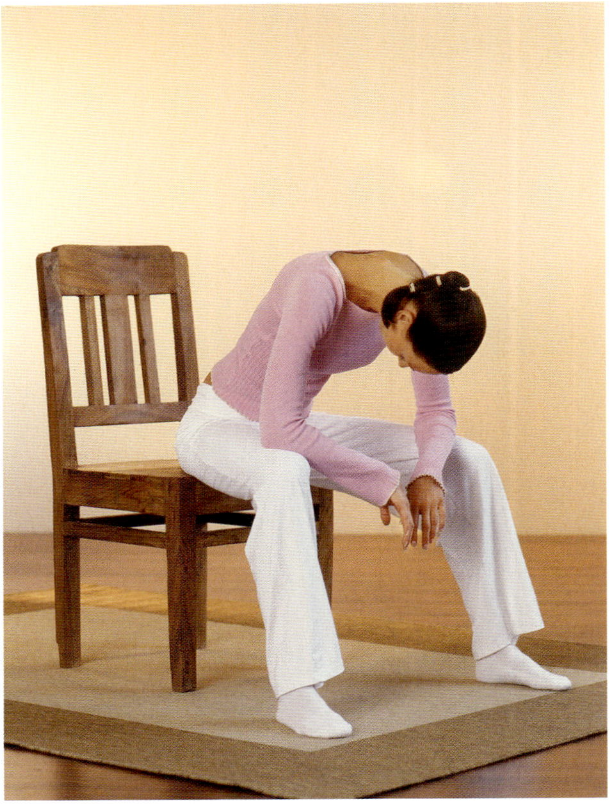

Die sogenannte Kutscherhaltung ist ein spezielle Übung, die das Atmen erleichtert und beispielsweise bei asthmatischen Beschwerden hilft.

Wohlbefinden wiederherzustellen. Neben westlichen Übungen wie Autogenem Training oder Progressiver Muskelentspannung erfreuen sich asiatische Techniken wie Qi Gong oder Tai Chi auch bei uns zunehmender Beliebtheit. Bei diesen Übungen handelt es sich um eine Kombination aus Meditation, Atemtechnik und Gymnastik, die nach einem ganzheitlichen Prinzip wirken und Körper, Geist und Seele gleichermaßen mit positiver Energie versorgen sollen. Im Folgenden finden Sie einige Entspannungsübungen beschrieben, die sich leicht erlernen lassen und die Sie als festes Ritual in Ihren Alltag integrieren oder auch bei Bedarf - zum Beispiel in Belastungssituationen - anwenden können.

Autogenes Training

Am besten erlernt man diese Entspannungsmethode unter geschulter Anleitung. Psychotherapeutische Ärzte, Gesundheitszentren und die Volkshochschulen bieten dazu Kurse an. Meistens besteht ein Kurs aus zehn bis 15 Übungsstunden.
Anfangs liegen Sie dabei entspannt auf dem Rücken, die Arme und Beine leicht gespreizt, die Augen geschlossen. Nun spricht der Kursleiter die ersten Entspannungssätze, die jeder Kursteilnehmer mit der Zeit verinnerlicht, beispielsweise: »Meine rechte Hand wird warm und schwer, ich spüre genau, wie sie auf dem Boden aufliegt«; oder: »Mein Herz schlägt sicher und langsam, es arbeitet verlässlich und ruhig«.
Für jeden Körperteil und jedes Organ gibt es spezielle Satzformeln. Anfangs braucht man eine ganze Stunde dazu, den Körper richtig zu entspannen, später, wenn das Autogene Training sozusagen in Fleisch und Blut übergegangen ist, kann man schon mit wenigen der vertrauten Formeln in Minutenschnelle entspannen.

Autosuggestion

Wer positiv denkt, kann sich besser entspannen als jemand, der sich immer mit Negativem befasst. Dieses positive Denken hat nichts mit

Verdrängen von Sorgen zu tun. Autosuggestion arbeitet ähnlich wie das Autogene Training mit Satzformeln, die durchweg eine positive Aussage haben.

Eine einfache Übung in Autosuggestion, die zu Entspannung und innerer Ausgeglichenheit verhelfen kann:

1. Nehmen Sie eine entspannte Haltung ein.
2. Schließen Sie die Augen.
3. Sagen Sie sich folgende Sätze vor: Mir geht es richtig gut. Ich bin angenehm entspannt und fühle mich wohl.

Jeder kann sich seine eigenen, individuellen Suggestionsformeln ausdenken. Sie sollten aber immer möglichst kurz sein, eine positive Aussage transportieren und negative Formeln vermeiden. Sagen Sie also nicht: Jetzt bin ich nicht mehr nervös. Sagen Sie: Jetzt bin ich schön entspannt. Sagen Sie nicht: Ich werde jetzt gut schlafen, damit ich morgen nicht abgespannt bin. Sagen Sie: Ich werde gut schlafen und morgen voller Kraft und Tatendrang sein. Wenden Sie Ihre Formeln möglichst jeden Tag an. Mit der Zeit tritt ein Verstärkungseffekt ein und Entspannung stellt sich immer leichter und schneller ein.

Progressive Muskelentspannung nach Jacobson

Diese Methode wurde von dem amerikanischen Psychophysiologen Edmund Jacobson entwickelt. Seine Therapie basiert auf der Beobachtung, dass sich seelische Anspannung direkt in typischen Muskelanspannungen niederschlägt. Menschen, die zum Beispiel häufig unter besonderem Stress stehen und Angst haben, etwas

Bei der progressiven Muskelentspannung werden einzelne Muskelpartien kontrolliert angespannt und dann wieder entspannt.

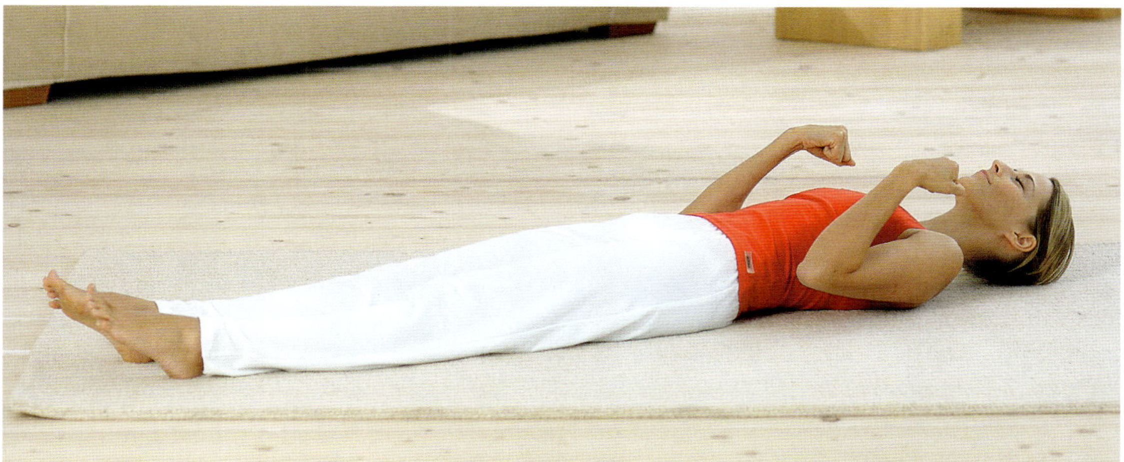

nicht bewältigen zu können, halten die Hände meistens geschlossen, statt sie locker ausgestreckt auf den Tisch zu legen. Dadurch sind Teile der Armmuskeln verspannt und die Halswirbelsäule wird belastet.
Ebenso typisch ist das Einziehen des Kopfes. Übertragen kann man es als Abwehrhaltung gegen zu erwartende Angriffe interpretieren.
Jacobson ging nun davon aus, dass man die Abfolge auch umkehren kann - dass also die Auflösung der Muskelspannung positive Rückwirkung auf den psychischen Zustand hat.
Er entwickelte eine Reihe von Körperübungen, bei denen man jeweils einzelne Muskelpartien anspannt und dann wieder entspannt. Es zeigte sich, dass parallel dazu tatsächlich auch eine geistig-seelische Entspannung eintrat.
Die Jacobson-Übungen wirken umso besser, je öfter man sie trainiert - ähnlich wie beim Autogenen Training.
Kurse, um Muskelentspannung nach Jacobson zu erlernen, werden von vielen psychotherapeutischen Praxen und den Volkshochschulen angeboten. Es gibt aber auch die Möglichkeit der Selbstschulung mit Hilfe von Entspannungsbüchern und CDs.

Atemübungen

Eine gute Atemtechnik ist für Ihre Gesundheit und Ihr Wohlbefinden von großer Bedeutung. Sie verhilft zu innerer Ruhe und Ausgeglichenheit und kann Ängste und Anspannungen lösen. Außerdem regt sie die Durchblutung der Organe an, aktiviert Stoffwechsel und Immunsystem und versorgt den Körper optimal mit lebenswichtigem Sauerstoff.
Eine falsche Atemtechnik hingegen kann den Organismus belasten und langfristig sogar zu Krankheiten führen. Die häufigsten Fehler bei der Atmung sind:
Die Zwerchfellatmung: Die Brust bewegt sich bei dieser Atmung nur sehr wenig, das Zwerchfell muss deshalb die gesamte Atemarbeit übernehmen.
Die flache Atmung: Patienten mit Asthma bronchiale oder anderen Atemwegserkrankungen atmen häufig auf diese Weise. Die Brustatmung ist sehr betont, der Herzschlag erhöht sich häufig, die Lunge wird nicht vollständig mit Sauerstoff gefüllt.
Es gibt eine große Vielfalt an verschiedenen Atemtechniken. Häufig werden sie mit Körperübungen wie Yoga oder Qi Gong kombiniert, um noch tiefer zu wirken. Im Folgenden lernen Sie drei Basisübungen kennen, die Sie gut zu Hause ausführen können.

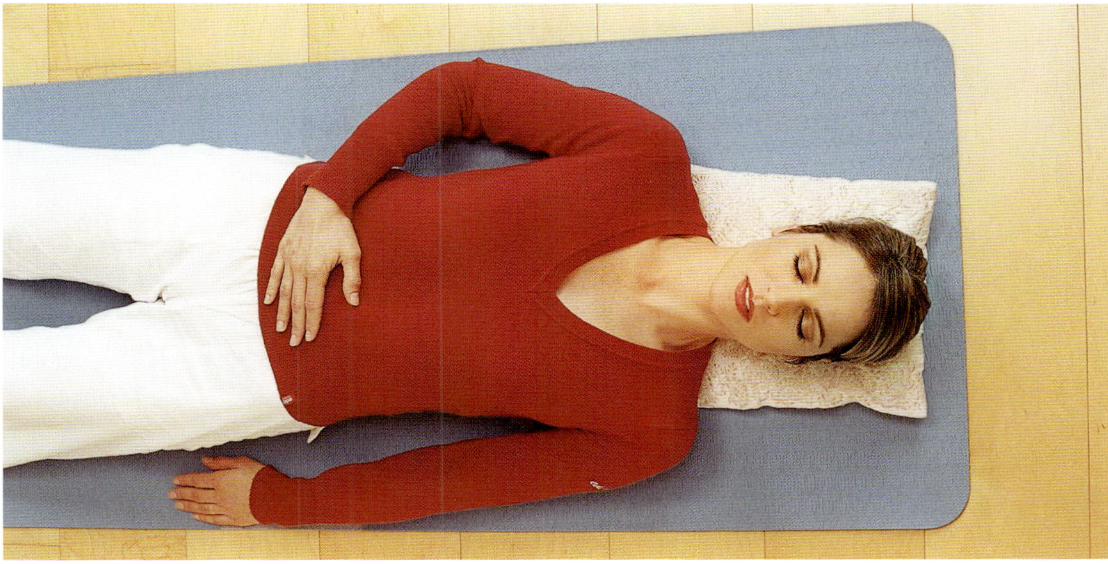

Übung zur Brustkorbdehnung

Lassen Sie die Arme locker gestreckt neben dem Körper hängen. Atmen Sie nun langsam und tief ein, führen Sie dabei die Arme seitlich nach oben, bis sie die Form eines Ypsilons erreicht haben. Atmen Sie nun ganz langsam und gleichmäßig aus und lassen Sie dabei die Arme wieder in die ursprüngliche Position sinken.

Um den Fluss des eigenen Atmens wahrzunehmen, ist es gut, ihm bis in den Bauch hinein nachzuspüren.

Übung zur tiefen Brustatmung

Verschränken Sie die Hände in Nabelhöhe; die Handflächen zeigen dabei nach oben. Während des Einatmens heben Sie nun die Hände bis auf Brusthöhe. Jetzt drehen Sie die Handflächen nach unten und atmen dabei bewusst langsam aus.
Die Hände wandern wieder in die Ausgangsposition zurück.

Übung zur tiefen Bauchatmung

Legen Sie sich entspannt auf den Boden, die Unterschenkel ruhen erhöht auf einem Hocker oder Stuhl.
Legen Sie drei Bücher unterhalb des Nabels auf den Bauch. Atmen Sie tief und ruhig. Spüren Sie, wie der Atem in den Bauch fließt und die Bücher hebt.
Nehmen Sie jetzt ein Buch nach dem anderen weg. Der Bauch fühlt sich immer leichter an, der Atem fließt freier.
Legen Sie zum Abschluss die Hände auf den Bauch und spüren Sie nun noch einmal der Atmung in Ihrem Unterleib nach.

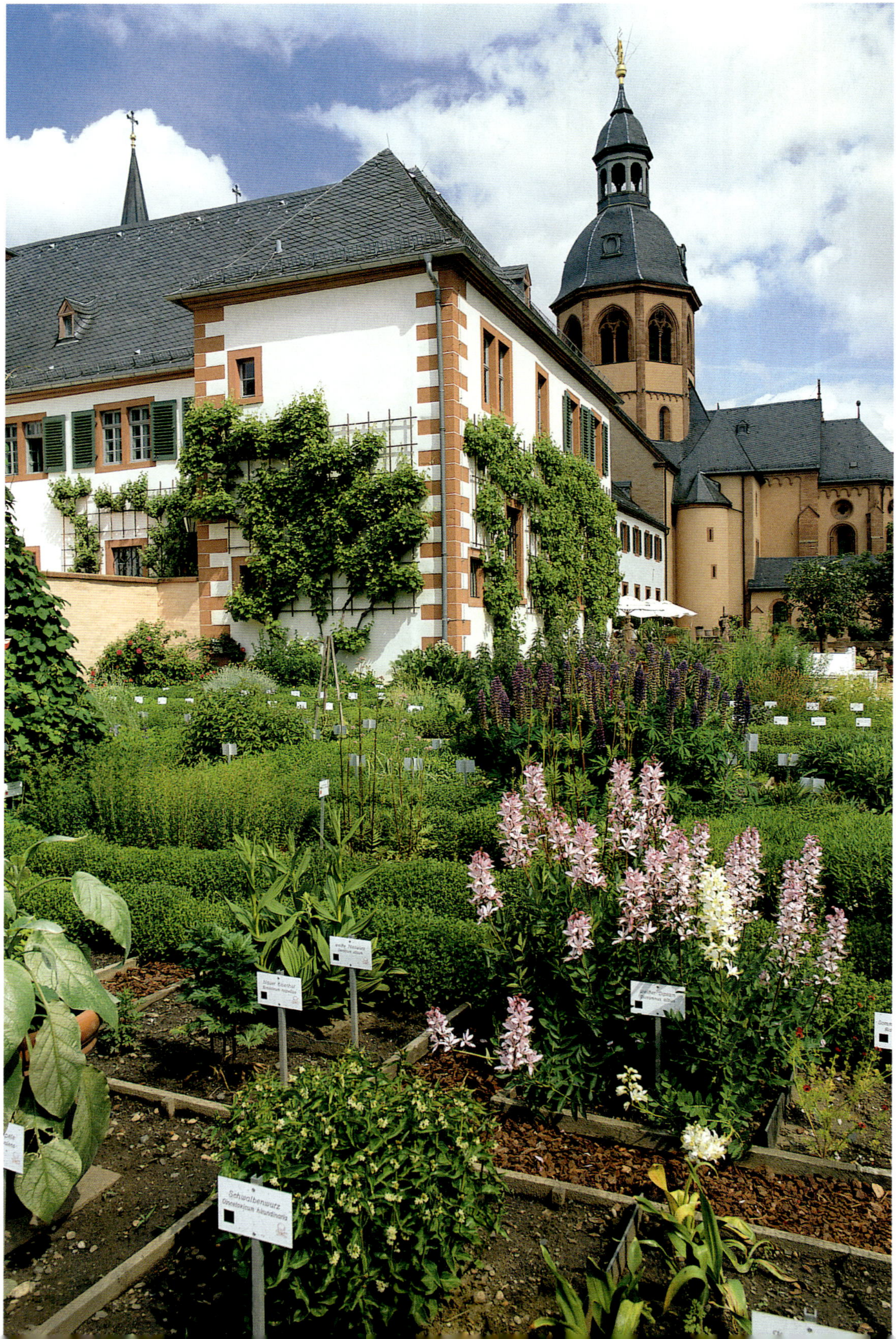
Schwalbenwurz

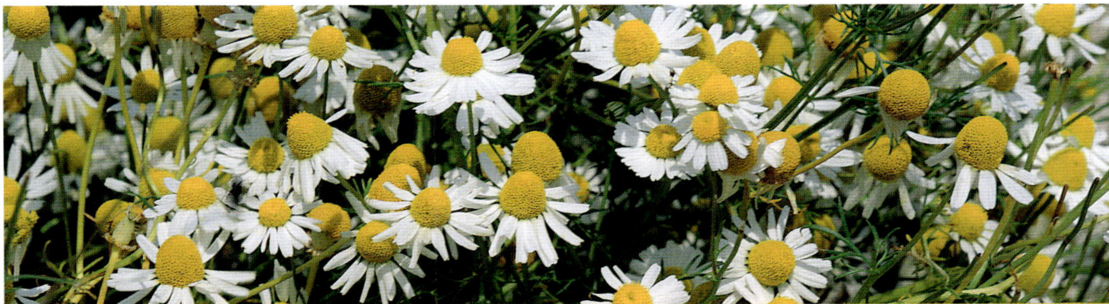

Sanfte Hilfe bei leichten Beschwerden

»Gegen jedes Zipperlein ist ein Kraut gewachsen.« Ein tröstlicher Spruch aus dem Volksmund, der – fast – immer stimmt. Denn mit Heilpflanzen sowie den vielen anderen natürlichen Mitteln lassen sich, wenn auch nicht alle, so doch die meisten leichteren Beschwerden wirkungsvoll behandeln.

Kopf und Hals

Augenüberanstrengung

Die Augen überanstrengen sich am häufigsten durch zu lange Bildschirmarbeit, aber auch Büroräume mit grellem Kunstlicht sowie ein häufiger Wechsel der Lichtverhältnisse können den Augen schwer zu schaffen machen.
Folgen davon sind unangenehmes Brennen und häufig auch Trockenheit. Das verführt den Betroffenen dazu, sich öfter die Augen zu reiben. Auch ein verschlechtertes Sehvermögen, Flimmern vor den Augen und Kopfschmerzen können auftreten.

Eine sanfte Massage der Wangen-, Schläfen-, und Stirnpartien trägt zur Entspannung müder Augen bei.

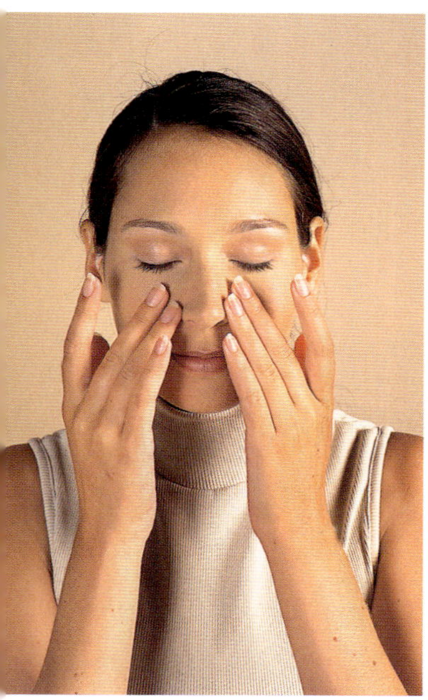

Was Sie selbst tun können

Fenchelwasser-Kompresse: Überbrühen Sie 1 bis 2 Teelöffel gestoßene Fenchelsamen mit ¼ Liter Wasser und lassen Sie die Flüssigkeit 10 Minuten lang zugedeckt ziehen. Dann abseihen, ein Mulltuch mit dem abgekühlten Fenchelsud tränken und auf das geschlossene Lid legen. Sie können diese Anwendung mehrmals wiederholen.

Kühlende Kompresse: Wenn es etwas schneller gehen soll, hilft auch eine Kaltwasser-Kompresse. Halten Sie einen Waschlappen eine Weile unter fließendes kaltes Wasser und legen Sie ihn auf die schmerzenden Augen. Bitte nicht länger als 5 Minuten, Sie können die Auflage aber mehrfach wiederholen.

Augenmassage: Dass diese Anwendung mit Vorsicht und behutsam durchgeführt werden sollte, versteht sich von selbst. Klopfen Sie um die Augen herum sanft mit den Fingerkuppen von Zeige- und Mittelfinger. Nicht auf die Augen klopfen! Diese Übung können Sie überall schnell durchführen, auch am Arbeitsplatz.

Augenentspannung: Beruhigen Sie Ihre Augen zunächst, indem Sie beide so mit den Handinnenflächen abdecken, dass kein Licht mehr durchkommt. In dieser Art dunklen Höhle können sich die Augen entspannen. Dann machen Sie einige Atemzüge lang die Augenlider rasch auf und zu. Danach wieder mit den Händen die dunkle Höhle bilden und die Augen ausruhen lassen.

Wann Sie zum Arzt gehen sollten

Wenn Ihre Augen sehr häufig brennen und Sie das Gefühl haben, dass sich Ihr Sehvermögen anhaltend verschlechtert, sollten Sie den Augenarzt konsultieren.

Wie Sie vorbeugen können

- Meiden Sie nach Möglichkeit zu langes Arbeiten am Computer. Machen Sie häufig Pausen und achten Sie auch auf den richtigen Abstand zum Bildschirm (Experten empfehlen 50 bis 60 Zentimeter als optimalen Abstand).
- Lüften Sie stickige Räume gut durch.
- Meiden Sie gleißendes Licht (zum Beispiel beim Skifahren) und schützen Sie Ihre Augen bei starker Sonneneinstrahlung durch eine Sonnenbrille.
- Stärken Sie Ihr Sehvermögen durch Vitamin-A-reiche Kost (beispielsweise Karotten).

Bindehautentzündung

Eine Bindehautentzündung wird entweder durch Krankheitserreger ausgelöst - in der Regel Viren, manchmal auch Bakterien - oder durch Reizstoffe, wie beispielsweise chloriertes Schwimmbadwasser. Auch als allergische Begleiterscheinung kommt eine Bindehautentzündung oft vor, etwa bei einer Hausstaub- oder Pollenallergie. Typischerweise sind die Augen gerötet, sie brennen und tränen, außerdem sind oft die Lidränder verklebt. Bei allergischer Bindehautentzündung können zusätzliche Beschwerden wie Halsschmerzen und ein allergischer Fließschnupfen auftreten.

Was Sie tun können

Augentrostauflage: Übergießen Sie 2 Teelöffel Augentrost (Heilpflanze) mit ¼ Liter kochendem Wasser, lassen Sie das Ganze etwa 2 Minuten ziehen und dann abkühlen. Legen Sie eine damit getränkte Mullkompresse 10 Minuten auf das betroffene Auge (oder auf beide Augen).

Salbeiauflage: Überbrühen Sie 1 Esslöffel Salbei mit ¼ Liter siedendem Wasser. 10 Minuten ziehen lassen, dann abseihen. Tränken Sie

Kompressen, beispielsweise mit Salbei oder Augentrost, helfen bei Augenreizungen.

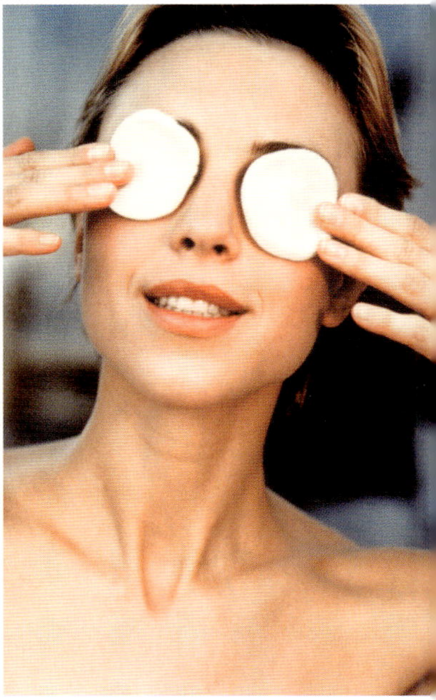

Tipp

Wenn Sie empfindliche Augen haben, sollten Sie beim Schwimmen in öffentlichen Bädern am besten immer eine hochwertige Schwimmbrille tragen, die an den Rändern gut abschließt.

eine Mullkompresse mit dem abgekühlten Tee, legen Sie diese ungefähr 10 Minuten auf.

Augenguss: Führen Sie diese Anwendung bei geschlossenen Augen mit einem kurzen Duschschlauch und nur leichtem Wasserstrahl durch. Beginnen Sie am rechten Auge außen an der Schläfe. Umkreisen Sie das Auge zwei- oder dreimal, dann ist das linke Auge an der Reihe. Diesen Vorgang mehrmals wiederholen.

Wann Sie zum Arzt sollten

Ist die Entzündung nach spätestens drei Tagen nicht abgeklungen, sollten Sie unbedingt einen Arzt aufsuchen. Er kann spezielle Augentropfen verordnen, die entzündungshemmend und schmerzlindernd wirken. Liegt eine bakterielle Infektion vor, wird er Ihnen Augentropfen geben, die Antibiotika enthalten.

Wie Sie vorbeugen können

- Meiden Sie nach Möglichkeit Reizstoffe sowie staubige, trockene Luft und Chlorwasser.
- Schützen Sie Ihre Augen vor UV-Licht und grellen Lichtquellen.

Gerstenkorn

Gerstenkörner sind kleine, entzündliche Knötchen am Lidrand, die meistens durch Bakterien hervorgerufen werden. Fast immer bilden sie sich im Wimpernbereich und entwickeln sich zu einem eitrigen Knötchen. Das Augenlid ist gerötet und angeschwollen. Das Auge selbst tränt und brennt, mitunter empfindet die betroffene Person ein Fremdkörpergefühl.

Was Sie tun können

Fencheltee: Brühen Sie einen Fencheltee auf, indem Sie 1 bis 2 Teelöffel zerdrückten Fenchelsamen mit ¼ Liter kochendem Wasser übergießen. Zugedeckt 10 Minuten ziehen lassen, dann abseihen und etwas abkühlen lassen. Ein Tuch damit tränken und 15 bis 20 Minuten auf die geschlossenen Augen legen.

Quarkauflage: Quark wirkt kühlend und lindert die Beschwerden. Verrühren Sie dazu 2 Esslöffel zimmerwarmen Quark mit etwas Milch und streichen Sie das Ganze auf eine Mullkompresse. Etwa 10 Minuten auf das geschlossene Auge legen. Die Prozedur drei- bis viermal am Tag durchführen.

Wann Sie zum Arzt sollten

Eine ärztliche Untersuchung ist nötig bei stärkerem Druckschmerz, Eiterbildung, Sehbeeinträchtigung und immer wiederkehrenden Gerstenkörnern.

Wie Sie vorbeugen können

- Gehen Sie Reizstoffen in der Umwelt, beispielsweise Autoabgasen oder Dämpfen, die durch Lackier- und Malerarbeiten entstehen, möglichst aus dem Weg.
- Meiden Sie Zigarettenrauch.
- Essen Sie regelmäßig vitaminreiche Kost, um die Abwehrkräfte zu steigern.

Halsschmerzen

Halsschmerzen sind fast immer die ersten Zeichen eines grippalen Infekts. Ursache ist eine Entzündung der Rachenschleimhaut, die durch Erkältungsviren hervorgerufen wird. Die Erreger werden durch winzige Speicheltröpfchen beim Husten, Sprechen oder Niesen von Mensch zu Mensch übertragen.

Die Rachenschleimhaut ist gerötet, der Betroffene spürt ein Kratzen und Brennen im Hals. Außerdem treten oft Probleme beim Schlucken auf, und die Stimme klingt heiser.

Ein Wickel, beispielsweise mit Quark, hilft bei Halsschmerzen auf sanfte Weise.

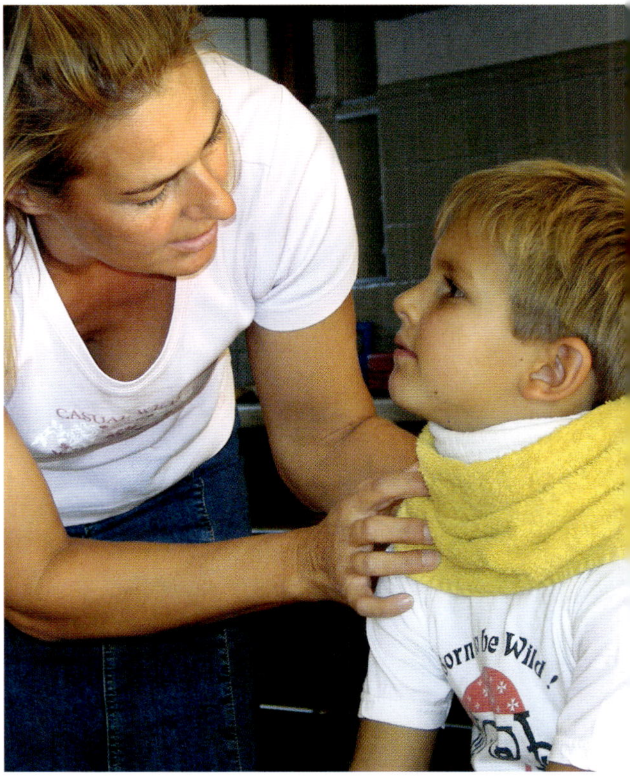

Was Sie tun können

Quarkwickel: Bestreichen Sie ein feuchtes Leintuch fingerdick mit Quark aus dem Kühlschrank. Dieses auf den Hals legen und mit einem Woll- oder Handtuch umwickeln. Einige Stunden einwirken lassen, idealerweise über Nacht.

Salbei- oder Kamillentee: Diese beiden Getränke lindern auf sanfte Weise die entzündliche Reizung und die Schmerzen im Hals. Überbrühen Sie 2 Teelöffel Salbeiblätter oder Kamillenblüten mit ¼ Liter kochendem Wasser. Etwa 8 bis 10 Minuten ziehen lassen, dann abseihen. Trinken Sie täglich 3 bis 4 Tassen, solange Sie Halsschmerzen haben.

Heiße Zitrone: Mischen Sie den ausgepressten Saft einer ganzen Zitrone mit ¼ Liter heißem Wasser und süßen Sie nach Bedarf mit etwas Honig. Möglichst heiß in kleinen Schlucken trinken.

Lehmwickel: Rühren Sie 2 bis 3 Esslöffel Heilerde aus der Apotheke oder dem Drogeriemarkt mit etwas Wasser zu einem Brei, verteilen Sie das Ganze auf einem Baumwolltuch, legen Sie dieses Tuch auf den Hals und umwickeln Sie es mit einem Schal. Nach einigen Stunden, wenn die Heilerde trocken ist, wieder abnehmen.

Salzwasser zum Gurgeln: Lösen Sie 1 gestrichenen Teelöffel Kochsalz in einem Glas warmem Wasser auf. Morgens und abends, bei Bedarf auch während des Tages gurgeln, aber nicht schlucken.

Wann Sie zum Arzt sollten

Halsschmerzen sind dann ein Fall für den Arzt, wenn sie länger als zwei Tage anhalten, wenn hohes Fieber dazukommt und sich Eiterstippchen auf den Mandeln bilden.
Auch bei starken Schluckbeschwerden bis hin zu Atemproblemen und einem Fremdkörpergefühl (Kloß) im Hals ist medizinische Beratung sinnvoll. Bei solchen Symptomen besteht nämlich Verdacht auf eine eitrige Mandelentzündung, die einer antibiotischen Behandlung bedarf.

Wie Sie vorbeugen können

- Stärken Sie Ihre Abwehrkräfte durch regelmäßige Bewegung an frischer Luft und gesunde Kost mit vielen Vitaminen und Mineralstoffen.
- Überprüfen Sie die Luftfeuchtigkeit in Ihren Wohn- und Arbeitsräumen. Sie sollte über 50 Prozent liegen, weil sonst die Schleimhäute austrocknen und Infekten gegenüber wehrlos werden. Ein Luftbefeuchter, ein Zimmerspringbrunnen oder ein Gefäß mit Wasser, das am Heizkörper befestigt wird, erhöhen die Luftfeuchtigkeit.
- Hören Sie mit dem Rauchen auf. Nikotin verringert die Durchblutung und die Abwehrkräfte in den Schleimhäuten und macht anfällig für Infekte.
- Atmen Sie möglichst immer durch die Nase ein. Im Nasenraum wird die Atemluft bereits angewärmt und Fremdstoffe sowie Krankheitserreger werden abgefangen, schon bevor sie in den Rachenraum gelangen.

Kopfschmerzen

Die Ursachen von Kopfschmerzen sind äußerst vielfältig. Zusammen mit Gliederschmerzen treten sie häufig als Begleiterscheinung einer beginnenden Erkältung auf. Auch beim »Kater« nach zu viel Alkohol und Nikotin sowie bei Schlafmangel ist Kopfweh typisch. Außerdem können muskuläre Verspannungen, vor allem im Nackenbereich, Auslöser von unangenehmen Kopfschmerzen sein. Neben Haltungsfehlern, beispielsweise durch zu viel Sitzen, spielen bei dieser Form von Kopfschmerz auch seelische Probleme wie Partnerkonflikte, Stress im Beruf oder Geldsorgen eine Rolle.
Kopfweh kann pochende, ziehende, stechende, dröhnende, bohrende oder dumpfe Schmerzen bereiten. Sie betreffen entweder den gesamten Kopfbereich oder auch nur Stirn, Schläfe, den Hinterkopf oder die Nackenpartie.

Was Sie tun können

Weidenrindentee: Die Rinde der Silberweide enthält eine Vorstufe der Acetylsalicylsäure, die als Schmerzmittel sehr wirkungsvoll ist. Bringen Sie 1 gehäuften Teelöffel geschnittene Weidenrinde (aus der Apotheke) mit ¼ Liter Wasser langsam zum Kochen, nehmen Sie den Topf dann vom Herd. 5 Minuten ziehen lassen, abseihen. Trinken Sie 2 Tassen Tee pro Tag.

Melissentee: Vor allem bei Kopfschmerzen, die in nervöser Anspannung ihre Ursache haben, beruhigt und entspannt dieser Tee. Überbrühen Sie 2 Teelöffel Melissenblätter mit ¼ Liter kochendem Wasser. Etwa 8 bis 10 Minuten ziehen lassen, dann abseihen. Sie können mehrmals am Tag 1 Tasse des frisch bereiteten Tees trinken.

Melissentee kann durch seine sanft beruhigende Wirkung Kopfschmerzen zum Abklingen bringen.

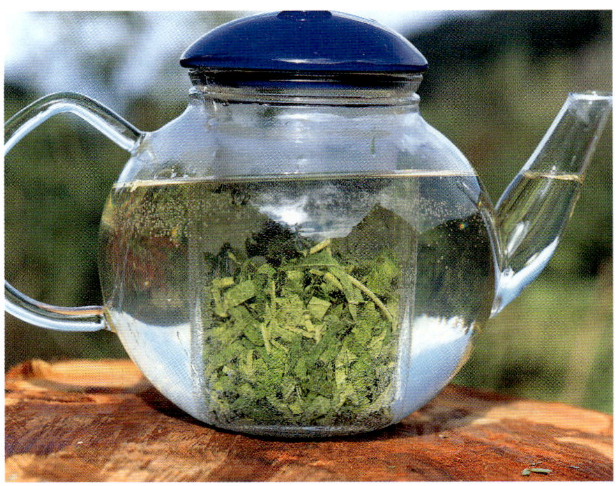

Heißes Tuch: Legen Sie sich ein Leinentuch in den Nacken, das mit heißem Wasser getränkt ist. Diese Methode hat sich vor allem gegen Spannungskopfschmerz bewährt.

Rotlicht: Bestrahlen Sie den Nacken mit einer Wärmelampe aus etwa 30 Zentimeter Abstand. Das lockert Verspannungen und lindert Schmerzen, die von der oberen Wirbelsäule herrühren.

Kälteanwendungen: Kalte Kompressen oder Eisbeutel, abwechselnd auf Nacken und Stirn aufgelegt, helfen in vielen Fällen die Schmerzen zu lindern.

Pfefferminzöl-Einreibung: Untersuchungen haben ergeben, dass Einreiben mit Pfefferminzöl, vor allem an den Schläfen, einen genauso guten Effekt haben kann wie eine Kopfschmerztablette.

Aromatherapie mit Eukalyptusöl: Beduften Sie Ihren Wohnraum mit einem Öl, das Sie gerne riechen. Bei Kopfschmerzen tut beispielsweise Eukalyptus gut. Aber auch Lavendel, Lemongras, Melisse oder Rosmarin sind geeignet.

Kopfmassage: Eine sanfte Massage erweist sich als beruhigend und schmerzlindernd bei Kopfschmerzen und Migräne. Sie können diese Massage wie in der ayurvedischen Medizin mit Öl durchführen, am besten vor dem Duschen. Etwas Mandel- oder Sesamöl auf den Scheitel auftragen und mit kreisenden Bewegungen der Finger verreiben. Nun das Gesicht einölen, indem Sie das Öl sanft in Richtung Ohren nach außen streichen. Das Öl lässt sich nach etwa 15 Minuten Einwirkzeit durchs Haarewaschen entfernen.

Bohnenkaffee: Ein starker Bohnenkaffee, beispielsweise ein Espresso, mit dem Saft einer Zitrone und ohne Zucker kann Kopfschmerzen und Übelkeit vertreiben.

Espresso mit Zitronensaft ist zwar nicht gerade der Geschmacksrenner, kann jedoch Kopfschmerzen lindern.

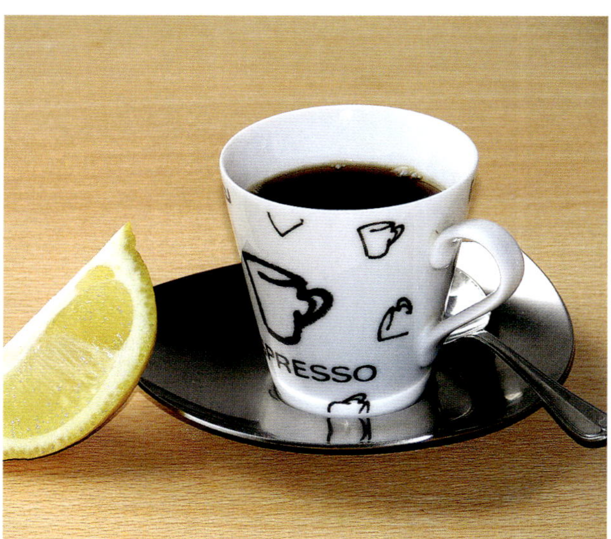

Orangensaft: Gegen Katerkopfschmerzen hilft ein Glas frisch gepresster Orangensaft mit einer Prise Salz. Der Körper braucht jetzt viel Vitamin C, Flüssigkeit und Mineralstoffe.

Wann Sie zum Arzt sollten

Bei häufig wiederkehrenden und starken Kopfschmerzen, möglicherweise noch mit Begleitsymptomen, sollten Sie einen Arzt aufsuchen, um eine ernstere Ursache abklären zu lassen und auch eine Migräne auszuschließen. Ein Orthopäde kann der richtige Ansprechpartner sein, wenn ein Problem mit der Wirbelsäule besteht.

Wie Sie vorbeugen können

- Bewegen Sie sich viel an der frischen Luft.
- Wichtig ist ausreichend Schlaf auf einer guten Matratze.
- Achten Sie auf eine ausgewogene Ernährung mit viel Frischkost.
- Keine Zigaretten! Nikotin verengt die Gefäße und verschlechtert die Durchblutung, was zu Kopfschmerzen führen kann.
- Vorsicht auch mit Alkohol: Durch reichlichen Genuss entstehen toxische Abbauprodukte, die den typischen »Kater« mit Kopfweh auslösen können.
- Gymnastik zwischendurch: Führen Sie bei überwiegend sitzender Tätigkeit immer wieder Ausgleichsübungen für Nacken und Wirbelsäule durch.

Lippenbläschen

In der medizinischen Fachsprache werden Lippenbläschen Herpes labialis genannt. Man holt sie sich beim Skifahren im Hochgebirge, im Sommer am Meer, bei sportlichen Aktivitäten oder in der Freizeit in Biergärten und auf Partys. Ausgelöst werden sie durch das Herpes-simplex-Virus, das die meisten Menschen in sich tragen. Es wird jedoch nur unter bestimmten Umständen aktiv. Neben mechanischen Reizen, durch Küssen, Essen oder die Verwendung von Lippenstiften, spielt Sonneneinstrahlung eine große Rolle. In Regionen mit starkem UV-Licht treten Lippenbläschen daher besonders häufig in Erscheinung, beispielsweise beim Skifahren oder im Urlaub. Aber auch psychische Faktoren sowie starke körperliche Belastungen und Stress haben einen Einfluss auf den Ausbruch der Bläschen. Herpes labialis zeigt sich mit bläschenartigem Ausschlag im Lippenbereich. Häufig besteht zunächst ein Spannungsgefühl, später zeigt sich der Ausschlag oft mit Brennen und Juckreiz. Im weiteren Verlauf kommt es zur Eiterbildung und Verkrustung. In manchen Fällten tritt leichtes Fieber auf. Das Allgemeinbefinden ist etwas geschwächt.

Was Sie tun können

Melissentinktur: Melisse wirkt entzündungshemmend und beruhigend. Zur Herstellung einer Tinktur mischen Sie 10 Gramm zerkleinerte Melissenblätter mit 100 Milliliter 70-prozentigem Alkohol in einer Flasche und verkorken sie dann. Stellen Sie das Gemisch an einen hellen, warmen Platz ohne Sonneneinstrahlung und schütteln Sie es mehrmals täglich. Nach 10 Tagen muss der Blätterrückstand abgeseiht werden.

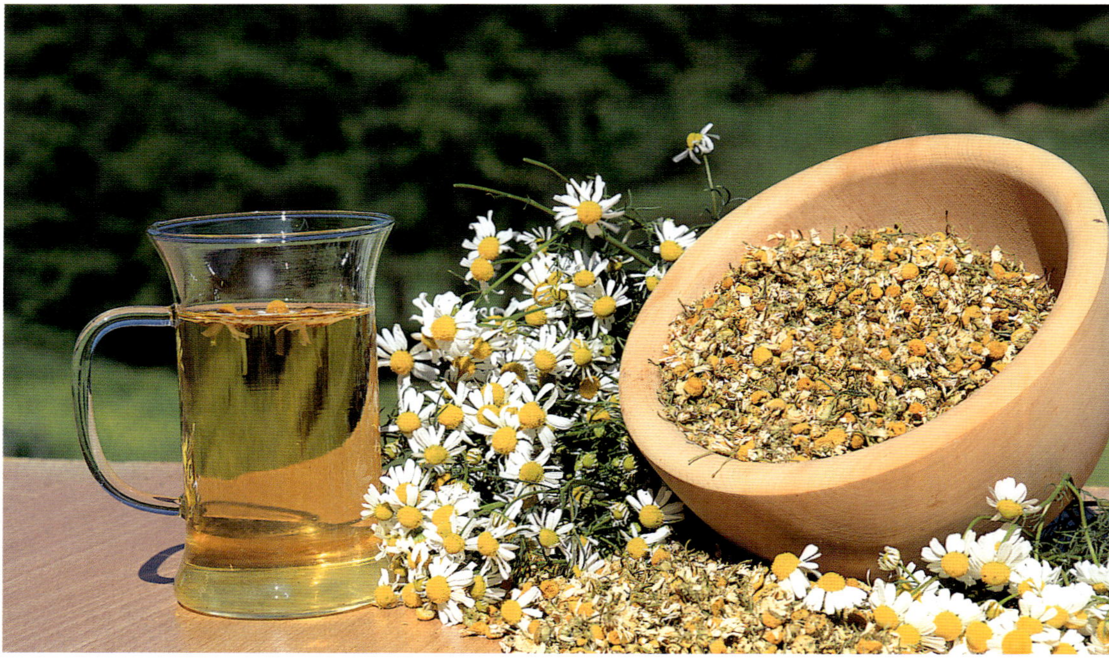

Kamille ist eine bewährte Heilpflanze bei entzündlichen Reizungen und hilft auch gegen Lippenbläschen.

Kamillen-Thymian-Weidenrinden-Kompresse: Übergießen Sie jeweils 1 bis 2 Teelöffel Kamillenblüten, Thymiankraut und Weidenrinde mit ¼ Liter siedendem Wasser und lassen Sie den Sud 15 Minuten ziehen. Tränken Sie dann ein Baumwoll-Läppchen darin und legen Sie es auf die betroffenen Stellen.

Stoffwechseltee: Geeignete Pflanzen sind Bittersüß, wildes Stiefmütterchen, Schachtelhalm, Birken- und Brennnesselblätter sowie Bohnenschalen. Sie kurbeln Stoffwechsel und Nierentätigkeit an und sorgen so dafür, dass schädliche Stoffe, die in der Auseinandersetzung mit den Viren entstanden sind, schneller wieder aus dem Organismus geschleust werden. Mischen Sie 40 Gramm Stiefmütterchen, 20 Gramm Birkenblätter und 15 Gramm Brennnesselblätter in einer Dose. Brühen Sie täglich eine Tasse Tee mit 2 Teelöffeln der Mischung auf ¼ Liter Wasser.

Wann Sie zum Arzt sollten

Lippenherpes ist fast immer harmlos. Nur sehr selten, bei extremer Abwehrschwäche, kann sich die Infektion über das ganze Gesicht ausbreiten und damit auch die Augen gefährden. Bei plötzlichem Fieber und einem bläschenartigen Hautausschlag im Gesicht oder am Körper sollte ein Arzt aufgesucht werden.

Wie Sie vorbeugen können

- Stärken Sie Ihre Immunabwehr durch viel sportliche Betätigung an frischer Luft. Übertreiben Sie es aber nicht mit der Bewegung, denn das könnte einen gegenteiligen Effekt haben.
- Küssen Sie niemanden bei akutem Lippenherpes wegen der Ansteckungsgefahr. Beim Gesunden kann das eine Infektion auslösen, selbst wenn er noch keinen Kontakt mit dem Erreger hatte.
- Waschen Sie sich die Hände, wenn Sie mit einer Person, die akuten Lippenherpes hat, in Berührung waren.

Mundgeschwür

Die Stomatitis aphthosa, so der Fachbegriff für das Mundgeschwür, ist eine äußerst schmerzhafte Entzündung der Mundschleimhaut und des Zahnfleisches. Hervorgerufen wird die Infektion durch das Herpes-simplex-Virus, das auch Auslöser für Lippenbläschen ist. Kinder im Alter von 15 Monaten bis fünf Jahren sind besonders häufig betroffen. Nur in seltenen Fällen können Mundgeschwüre auch durch andere Krankheitserreger, wie zum Beispiel Bakterien oder durch Verletzungen, etwa durch falsch sitzende Prothesen oder Zahnfüllungen mit scharfen Kanten, ausgelöst werden.
Die Mundschleimhaut ist gerötet und geschwollen. Es bilden sich kleine Bläschen im Mund, die mit Flüssigkeit gefüllt sind. Diese platzen auf und hinterlassen in der Mundschleimhaut linsengroße »Mondkrater« mit weißlichen Belägen. Oft bestehen brennende Schmerzen im Mund, verbunden mit Mundgeruch. Manchmal tritt Fieber auf, außerdem können die Halslymphknoten anschwellen.

Was Sie tun können

Salbeitee: Das Heilkraut hat entzündungshemmende Eigenschaften. Überbrühen Sie 1 Teelöffel Salbeiblätter mit 150 Milliliter kochendem Wasser. 10 Minuten ziehen lassen, dann abseihen. Trinken Sie den Tee ganz langsam schluckweise, damit der Mund gut gespült wird.

Ratanhia-Spülungen: Eine Tinktur aus der Ratanhia-Wurzel bekommen Sie in der Apotheke. Sie wirkt zusammenziehend (adstringierend) und heilend. Verdünnen Sie einige Tropfen in einem Glas warmem Wasser. Mit der Flüssigkeit mehrmals hintereinander den ganzen Mundraum spülen, am besten nach jeder Mahlzeit. Sie können die Tinktur auch selbst herstellen: Setzen Sie hierzu 50 Gramm der Wurzeln mit 40-prozentigem Wodka an. Die Wurzelteile müssen komplett mit Alkohol bedeckt sein. 10 bis 14 Tage in einem ge-

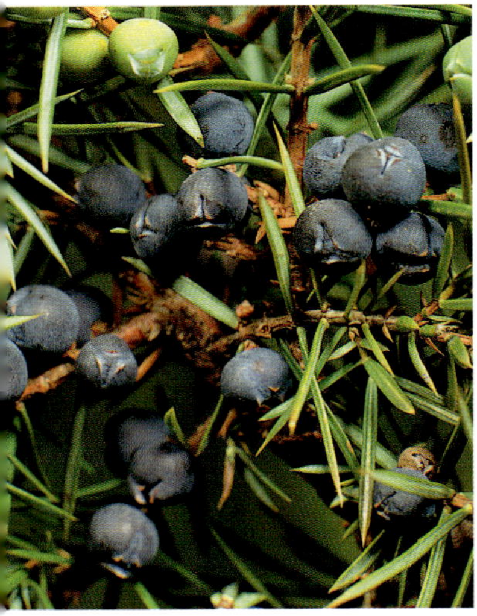

Das Kauen von Wacholderbeeren stoppt Mundgeruch.

schlossenen Gefäß ziehen lassen, zwischendurch immer wieder durchschütteln. Dann die Wurzeln auspressen und die erhaltene Flüssigkeit in eine dunkle Tröpfchenflasche füllen.

Myrrhentinktur: Die Tinktur aus der Apotheke mit ungefähr 1 Glas Wasser verdünnen. Ein Wattestäbchen darin tränken und die betroffene Stelle im Mund vorsichtig damit betupfen.

Salzspülungen: 1 Teelöffel Meersalz in einer Tasse heißem Wasser auflösen und abkühlen lassen. Nochmals umrühren und dann den Mund gründlich damit spülen. Wiederholen Sie diese Spülungen drei- bis viermal am Tag. Sie desinfizieren damit den Mundraum und fördern den Abheilungsprozess.

Wacholderbeeren: Wenn Sie unter Mundgeruch leiden, hilft es, mehrmals am Tag einige Wacholderbeeren zu kauen. Auch gut sind Petersilie sowie ein Stück Meerrettich- oder Ingwerwurzel.

Wann Sie zum Arzt sollten

Bei Kindern heilt die Stomatitis aphtosa normalerweise innerhalb von 14 Tagen aus. Der Arzt kann örtliche Schmerzmittel, sogenannte Oberflächenanästhetika verordnen. Die Kleinen erholen sich rasch wieder. Mundfäule kann aber auch so schmerzhaft sein, dass das Kind nicht mehr essen und trinken will. Verliert es durch Fieber zusätzlich an Flüssigkeit, lässt sich in schweren Fällen ein Krankenhausaufenthalt, bei dem der kleine Patient mit Infusionen versorgt wird, nicht vermeiden.

Wie Sie vorbeugen können

- Achten Sie auf gründliche tägliche Mundpflege mit regelmäßigem Zähneputzen und desinfizierenden Mundspülungen (aus der Drogerie). Die Zahnbürste öfter wechseln.
- Rauchen Sie nicht und trinken Sie möglichst wenig Alkohol. Beides greift die natürliche Mundflora an.
- Konsumieren Sie außerdem möglichst wenig Zucker. Besser ist reichlich vitaminreiche Frischkost. Essen Sie täglich einen Apfel, seine Pektine wirken reinigend.

Nasenbluten

Meistens ist Nasenbluten harmlos. Die Ursachen sind recht unterschiedlich: Häufig ist trockene Raumluft Schuld, denn sie lässt die

Schleimhäute austrocknen und es bilden sich Krusten. Wenn vor allem Kinder dann in der Nase bohren, kratzen sie diese Krusten weg. Dabei werden die feinen Schleimhautgefäße verletzt und beginnen zu bluten. Auch bei Erkältungen oder allergisch bedingtem Heuschnupfen tritt Nasenbluten als Begleiterscheinung auf.
Die Blutung aus den Nasenlöchern kann schlierenartig, bröckelig-krustig oder auch fließend sein. Sie ist manchmal mehr, manchmal weniger stark ausgeprägt, und geht in seltenen Fällen mit Kopfschmerzen einher.

Was Sie tun können

Nasentropfen mit Kamille: Die Tropfen können Sie leicht selbst herstellen und vorbeugend mehrmals täglich anwenden. Geben Sie dazu 3 gestrichene Esslöffel Zucker in eine Tasse mit frisch aufgebrühtem Kamillentee. Abkühlen lassen und mit einer Pipette (aus der Apotheke) vorsichtig in die Nase träufeln. Diese Tropfen sind nur etwa 3 Tage haltbar und sollten dann wieder neu zubereitet werden.

Kalte Kompressen: Tränken Sie eine Mullkompresse oder einen Waschlappen mit kaltem Wasser. Auf die Nasenwurzel legen und entspannen.

Kalte Packungen: Einige Eiswürfel zerstoßen, in einen Waschlappen oder ein Baumwollsäckchen füllen und auf Nacken oder Stirn legen. Auch ein Kühlaggregat aus dem Eisfach, mit einem Baumwolltuch umwickelt, ist geeignet. Noch besser sind ganz spezielle Kompressen, die mit einer dicken Flüssigkeit gefüllt sind und im Gefrierfach gekühlt werden können.

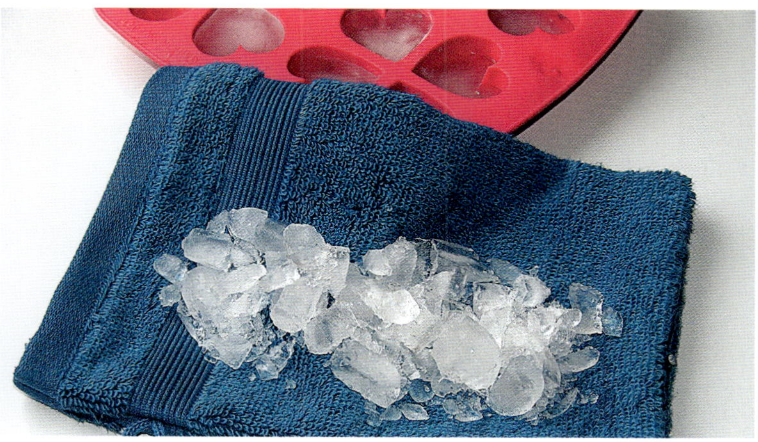

Eine Kältepackung zieht die Gefäße zusammen und bringt Nasenbluten zum Stillstand.

Eis nie pur auf die Haut legen, immer mit einem Tuch umwickeln, damit die Haut geschont wird.

Zwiebelauflage: Halten Sie eine Zwiebelhälfte vor die Nasenlöcher. Durch die ätherischen Öle ziehen sich die Blutgefäße zusammen, die Blutung wird gestoppt.

Essigwasser: Geben Sie 2 Esslöffel Obstessig in ein halbes Glas kühles Wasser, rühren Sie um und ziehen Sie die Flüssigkeit vorsichtig in die Nase auf.

Wann Sie zum Arzt sollten

Manchmal sind ernste Erkrankungen die Ursachen von Nasenbluten: Hormonstörungen, Blutgerinnungs- oder Stoffwechselstörungen sowie Gefäß- und Kreislaufkrankheiten. Auch Polypen oder Fremdkörper in der Nase können zu Blutungen führen und sollten in jedem Fall medizinisch abgeklärt werden. Gehen Sie zum Arzt, wenn Sie häufig unter ungeklärtem Nasenbluten leiden.

Wie Sie vorbeugen können

Trockene Heizungsluft kann die Bildung von Nasenkrusten und -borken fördern, die leicht zu bluten beginnen. Achten Sie deshalb darauf, dass die Raumluft in der Heizperiode nicht zu trocken ist. Geben Sie vorbeugend einige Tropfen ätherisches Öl, zum Beispiel Eukalyptus oder Latschenkiefer, in den Luftbefeuchter oder in ein Wassergefäß, das an der Heizung hängt. Auch Lüften kann helfen.

Entzündung der Nasennebenhöhlen (Sinusitis)

Die Gesichtsknochen im Bereich um Nase und Augen werden von kleinen Hohlräumen durchsetzt, den sogenannten Nasennebenhöhlen. Diese sind mit Schleimhaut ausgekleidet und mit Luft gefüllt. Außerdem stehen sie mit der Nase in Verbindung. Bei einer Entzündung im Nasen-Rachen-Raum infolge von grippalen Infekten, Erkältung oder Heuschnupfen schwillt die Schleimhaut in den Nasennebenhöhlen an, Krankheitserreger wandern aus dem Nasenraum dorthin und rufen eine Entzündung hervor.
Charakteristisch für eine Sinusitis ist ein Schnupfen, der meistens länger als zwei Wochen dauert. Meist geht diesem Schnupfen ein Infekt der oberen Luftwege voraus. Typisch ist auch eine behinderte Nasenatmung, welche die erkrankte Person dazu zwingt, durch den Mund einzuatmen.

Was Sie tun können

Schleimlösender Heilkräutertee: Mischen Sie Primelwurzel und Königskerzenblüten zu gleichen Teilen in einer gut verschließbaren Dose. 2 Teelöffel der Kräuter mit ¼ Liter kochendem Wasser übergießen, 8 bis 10 Minuten ziehen lassen, abseihen. Bei zähem Schleim 3 Tassen täglich trinken, eventuell mit etwas Honig süßen.

Heilerde-Umschlag: Aus entzündungshemmend und entgiftend wirkender Heilerde und warmem Wasser rühren Sie einen sämigen Brei. Bestreichen Sie die Mitte eines Stofftaschentuchs dick damit. Die freien Ränder darüber schlagen und als Kompresse auf die Nasenwurzel oder auf schmerzende Stellen legen.

Minzöl-Inhalation: Geben Sie 3 Esslöffel Holundersaft und 10 Tropfen Minzöl in einen Topf mit 1 Liter heißem Wasser. Inhalieren Sie täglich mehrmals, indem Sie Ihren Kopf mit einem Handtuch bedecken, sich über den Topf beugen und die Dämpfe über die Nase einatmen. Zum Inhalieren ebenfalls geeignet ist Eukalyptusöl mit seiner leicht antibiotischen Wirkung. Außerdem tragen Thymian, Fichtennadel, Kiefernnadel und Lavendel zum Abschwellen der Schleimhäute bei.

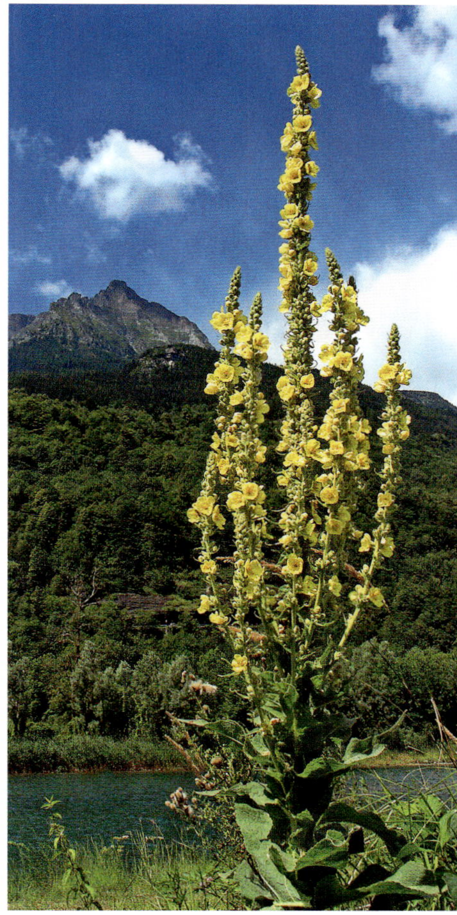

Königskerzenblüten enthalten Stoffe, die eine schleimlösende Wirkung entfalten und so das Abfließen von Entzündungssekret fördern.

Salzinhalation: Lösen Sie 2 Esslöffel Salz in 1 Liter heißem Wasser auf und atmen Sie den Soledampf über die Nase ein. Bei Bedarf mehrmals am Tag wiederholen.

Meerrettich-Trinkkur: Lassen Sie 3 Esslöffel geraspelten Meerrettich mit einem ½ Liter Wasser und dem Saft einer Zitrone über Nacht ziehen. Nach dem Abseihen trinken Sie dreimal täglich 1 Glas. Sie können diese Kur über mehrere Wochen durchführen.

Wann Sie zum Arzt sollten

Eine bakterielle Nasennebenhöhlenentzündung kann akut verlaufen. Der Betroffene bekommt hohes Fieber, Wangen und Nase sind geschwollen, die Augen tränen und sind gerötet. In diesem Fall ist unbedingt ein HNO-Arzt zu konsultieren, der eine Behandlung mit Antibiotika einleiten wird.

Wie Sie vorbeugen können

- Nach durchstandener Entzündung und zur Vorbeugung hilft der regelmäßige Verzehr von frischem Meerrettich.
- Trinken Sie viel, am besten Heilkräutertees und Mineralwasser.
- Ernähren Sie sich möglichst ausgewogen und vitaminreich mit reichlich Obst und Gemüse. Essen Sie Vitamin-C-haltige Nahrungsmittel wie Zitrusfrüchte.
- Meiden Sie nasse, kalte Zugluft, staub- oder rauchhaltige Luft.
- Bei vorhandenen Allergien versuchen Sie den Kontakt zu den bekannten Allergenen zu meiden.

Ohrentzündung

Hierbei handelt es sich fast immer um eine Entzündung des Mittelohres, die durch Krankheitserreger wie Viren oder Bakterien ausgelöst wird und der häufig Infekte des Nasen-Rachen-Raumes vorausgegangen sind. In selteneren Fällen kann auch eine Entzündung des äußeren Ohres und des Gehörgangs vorliegen, verursacht beispielsweise durch Schwimmen oder durch Manipulation und unsachgemäße Reinigung des Gehörgangs.
Pulsierende Ohrenschmerzen, eine Art Völlegefühl im Ohr, Ohrgeräusche wie Brausen, Klingeln oder Gluckern sind Anzeichen einer Mittelohrentzündung. Nach zwei bis drei Tagen kommt es dann zur Absonderung von schleimigem oder eitrigem Sekret durch ein Loch im Trommelfell. Häufig tritt Fieber als Begleiterscheinung auf. Bei äußerer Ohrentzündung hat die betroffene Person brennende oder ziehende Schmerzen im Gehörgang. Manchmal entsteht Juckreiz oder ein Fremdkörpergefühl, und es kommt zur Sekretabsonderung.

Was Sie tun können

Zwiebelsäckchen: Zwiebeln enthalten antientzündliche und abschwellende Wirkstoffe und tragen auf diese Weise zur Schmerzlinderung bei. Hacken Sie 2 kleine Zwiebeln und füllen Sie diese in 1 Stoffsäckchen (einen dünnen Waschlappen oder ein gefaltetes Taschentuch), den Sie über Wasserdampf kurz erwärmen. Quetschen Sie die Zwiebeln, bis sich das Säckchen mit Saft vollgesaugt hat. Auf das erkrankte Ohr legen und mit einem Wollschal umwickeln. Diese Prozedur können Sie dreimal täglich ½ Stunde lang durchführen.

Senfmehlumschlag: Verrühren Sie 3 Esslöffel frisches Senfmehl mit warmem Wasser zu einem dünnen Brei. Diesen auf ein Tuch streichen, das Sie etwa 15 Minuten hinter das entzündete Ohr legen.

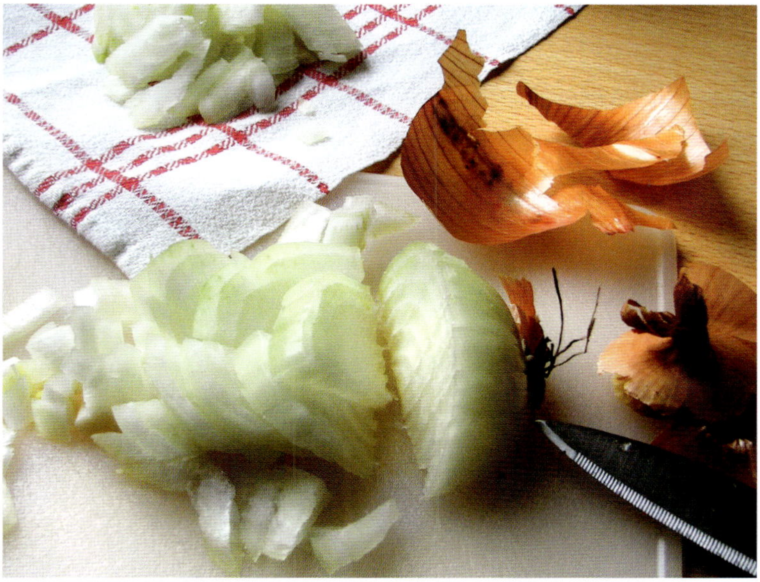

Der Zwiebelumschlag ist ein altbewährtes Mittel gegen Ohrenschmerzen.

Olivenöltropfen: Geben Sie ein paar Tropfen Olivenöl in eine Pipette (aus der Apotheke) und träufeln Sie das Öl ins erkrankte Ohr. Es soll etwas Olivenöl im Ohr bleiben.
Wenn Sie keine Pipette zur Hand haben, können Sie das Ohr auch ganz behutsam mit einem mit Olivenöl getränkten Wattestäbchen ausputzen.

Knoblauch- und Nelkenöltropfen: Diese beiden Öle sind vor allem nach alter ayurvedischer Tradition ideal geeignet, um Ohrenschmerzen zu lindern. Dafür ein paar Tropfen von einem der beiden Öle vorsichtig ins Ohr träufeln.

Rotlichtbehandlung: Eine Wärmebehandlung mit der Rotlicht-Lampe lindert die Schmerzen und fördert die Abheilung. Diese Behandlung aber nicht in der akuten Phase anwenden, das kann die Schmerzen erheblich verstärken!

Wann Sie zum Arzt sollten

Eine Entzündung im Ohr, begleitet von starken Schmerzen, Fieber, Druckgefühl und einer möglichen Beeinträchtigung des Hörvermögens muss unbedingt von einem HNO (Hals-Nasen-Ohren)-Arzt abgeklärt werden. Der Arzt stellt fest, ob möglicherweise eine bakterielle Infektion vorliegt, die eine Behandlung mit Antibiotika erfordert.

Wie Sie vorbeugen können

- Meiden Sie Schwimmbadbesuche direkt nach einer Infektion und trocknen Sie die Ohren gut ab nach dem Schwimmen.
- Schützen Sie sich im Winter vor Kälte: Draußen nicht mit nassem Haar herumlaufen, im Herbst und Winter vor allem bei starkem Wind eine Mütze oder Ohrenschützer tragen.
- Kaugummi kauen kann helfen, verstopfte Tuben, also die Verbindungsgänge vom Ohr zum Rachen, wieder zu öffnen.

Schnupfen

Schnupfen wird durch die zahllosen Schnupfenviren ausgelöst, die durch Tröpfcheninfektion über die Atemwege in den Organismus gelangen. Meist handelt es sich um einen harmlosen Infekt, der nach kurzer Zeit von allein wieder abklingt. Schnupfen kann aber auch Symptom einer Allergie sein. Beim sogenannten Heuschnupfen wird die Reaktion durch Pollen von Gräsern, Sträuchern, Bäumen und Blüten im Frühjahr und Sommer ausgelöst.

Schnupfen zeigt sich typischerweise durch eine laufende Nase, häufiges Niesen und geschwollene Schleimhäute. Oft ist die Nase auch verstopft und die Nasenatmung dadurch behindert. Es kann auch zu Juckreiz in der Nase und Kratzen im Hals kommen. Als Begleitsymptom tritt nicht selten Fieber auf.

Was Sie tun können

Thymian-Kamillen-Salbei-Tee: Diese Mischung hilft bei akuten Reizungen der oberen Atemwege. Übergießen Sie 2 Teelöffel von jedem Kraut mit ¼ Liter kochendem Wasser. Etwa 10 Minuten ziehen lassen, dann abseihen. Trinken Sie täglich mindestens 3 Tassen dieses Kräutertees möglichst heiß in kleinen Schlucken.

Nelkenölinhalation: Geben Sie ein paar Tropfen Nelkenöl in kochendes Wasser und inhalieren Sie das ätherische Heilöl bei möglichst geschlossenem Mund durch die Nase, indem Sie Ihren Kopf mit einem Handtuch abdecken und über den Topf beugen.

Kamilleninhalation: Geben Sie eine Hand voll Kamillenblüten in einen Topf. Gießen Sie 1 Liter heißes Wasser darüber und lassen Sie den Sud etwas ziehen. Mit einem Handtuch über dem Kopf möglichst nah an den Topf gehen und tief durch Mund und Nase ein- und wieder ausatmen.

Salz-Nasenspülung: Nehmen Sie lauwarmes Wasser mit etwas Meersalz verrührt in die hohle Hand und saugen Sie die Lösung in beide Nasenlöcher ein. Dann wieder aus der Nase herauslaufen lassen. Diesen Vorgang bis zu fünfmal täglich wiederholen.

Wann Sie zum Arzt sollten

Bei hartnäckigem Schnupfen, der länger als zehn Tage anhält, starken Atembeschwerden und auffälligem Sekret mit Blut oder gelbgrünlichem Eiter müssen Sie unbedingt zum Arzt gehen. Kommen starke Kopfschmerzen hinzu, erhärtet sich der Verdacht auf eine akute Nebenhöhlenentzündung. Auch wenn Verdacht auf eine Allergie besteht, sollten Sie dies von einem Allergologen abklären lassen.

Wie Sie vorbeugen können

- Trinken Sie viel Heilkräutertee, verdünnte Säfte und hauptsächlich Wasser. Eine hohe Flüssigkeitszufuhr befeuchtet die Schleimhäute und macht sie unempfindlicher gegen Entzündungen.
- Vitaminreiche Kost stärkt die Abwehr.
- Sorgen Sie dafür, dass die Raumluft nicht zu trocken ist, beispielsweise mit einem Luftbefeuchter oder indem Sie ein nasses Handtuch auf den Heizkörper legen.
- Vermeiden Sie Nikotin und Alkohol, beides schwächt das Immunsystem.
- Bewegung an frischer Luft reinigt die Atemwege und härtet ab.
- Nehmen Sie gerade in der kalten Jahreszeit verstärkt Vitamin C zu sich, beispielsweise durch den Verzehr von Zitrusfrüchten oder Kohl.

Zitronensaft schützt durch seinen hohen Vitamin-C-Gehalt vor Erkältung und Schnupfen.

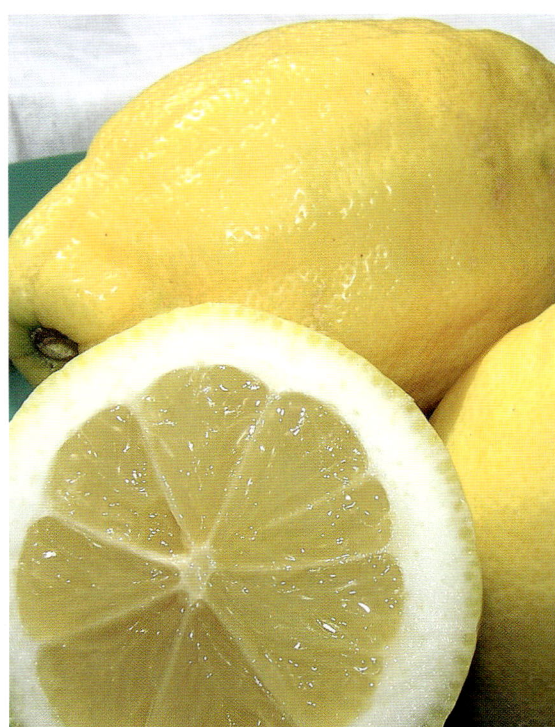

Zahnfleischentzündung

Zahnfleischentzündungen, Parodontitis genannt, entstehen meist in Folge von krankhaften Zahnveränderungen, wie zum Beispiel Karies oder einer Zahnwurzeleiterung.
Eine Zahnfleischentzündung fällt durch eine gerötete, manchmal auch geschwollene Schleimhaut auf. Außerdem spürt die betroffene Person häufig ein Brennen im Mund sowie eine Empfindlichkeit auf heiße oder kalte Getränke und scharfe oder saure Speisen.

Auch Zahnfleischbluten ist eine häufige Begleiterscheinung. Fortschreitende Parodontitis kann Zahnfleischschwund zur Folge haben. Die Zahnhälse werden dabei sichtbar. Dadurch sehen die Zähne aus, als wären sie verlängert.

Was Sie tun können

Ratanhiawurzel: Diese Tinktur gibt es in der Apotheke als Fertigpräparat. Sie wirkt entzündungshemmend und schützt das Zahnfleisch. Wenn Sie die Tinktur selbst herstellen wollen, setzen Sie 50 Gramm der Wurzeln mit 40-prozentigem Wodka an. Die Wurzelteile müssen komplett mit Alkohol abgedeckt sein. 10 bis 14 Tage in einem geschlossenen Gefäß ziehen lassen. Zwischendurch immer wieder durchschütteln. Dann die Wurzeln auspressen und die erhaltene Flüssigkeit in eine dunkle Tröpfchenflasche füllen. Tragen Sie die Tinktur mit einem Wattestäbchen mehrmals täglich, am besten nach dem Essen, auf die entzündeten Stellen auf.

Mädesüßtee: Das Mädekraut enthält Salicylaldehyd und Salicylsäuremethylester. Beide Stoffe wirken schmerzlindernd. Gießen Sie 2 Teelöffel des getrockneten Krauts (aus der Apotheke) mit ¼ Liter heißem Wasser auf. Nach 10 Minuten abseihen. Trinken Sie täglich 2 bis 3 Tassen ungesüßt.

Das regelmäßige Kauen von Äpfeln stärkt das Zahnfleisch und wirkt zudem noch reinigend.

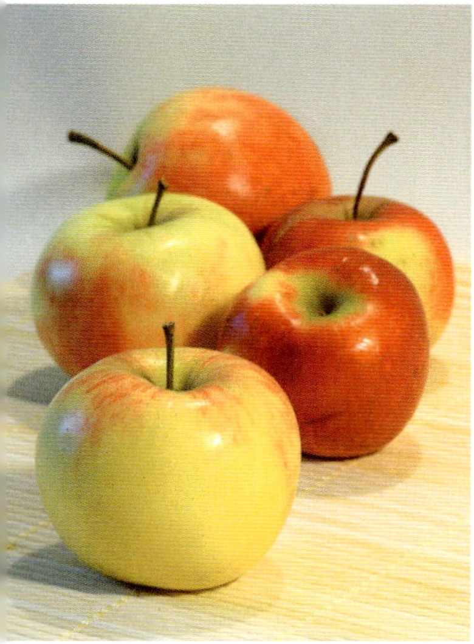

Kamillenölspülung: Spülen Sie den Mund mehrmals täglich mit verdünntem Kamillenöl. Versuchen Sie, die Flüssigkeit möglichst lange im Mund zu behalten. Danach ausspucken. Das Öl wirkt antiseptisch und unterstützt den Heilungsprozess.

Salzspülungen: Lösen Sie 1 Teelöffel Meersalz in einer Tasse mit heißem Wasser auf und lassen Sie die Flüssigkeit abkühlen. Nochmals umrühren und dann Mund und Zahnfleisch gründlich spülen.

Apfelkur: Essen Sie jeden Tag einen Apfel und kauen Sie das Fruchtfleisch gut durch. Das aktiviert den Speichelfluss, die Apfelpektine wirken reinigend.

Wann Sie zum Arzt sollten

Bei einer ausgeprägten Entzündung müssen Sie unbedingt zum Zahnarzt gehen, vor allem wenn sich weitere Symptome wie Fieber, Müdigkeit, Abgeschlagenheit, Zahnlockerung oder Zahnfleischschwund bemerkbar machen.

Wie Sie vorbeugen können

- Mit einer guten Mundhygiene beugen Sie einer Zahnfleischentzündung erfolgreich vor:
- Benutzen Sie regelmäßig eine Mundusche. Sie reinigt auch die Zahnzwischenräume gründlich, die die Zahnbürste nicht erreicht, und verhindert Bakterienbeläge und Kariesbildung.
- Neben regelmäßigem Zähneputzen, vor allem nach den Mahlzeiten, am besten täglich eine Zahnfleischmassage mit einer Rundbürste machen. Das aktiviert die Durchblutung des Zahnfleisches.
- Verwenden Sie spezielle Zahncremes mit Parodontose-Schutz.
- Gehen Sie regelmäßig, mindestens zweimal jährlich, zur Kontrolle und zur Zahnsteinentfernung zum Zahnarzt.

Zahnschmerzen

Zahnschmerzen sind fast immer ein Alarmzeichen. In den meisten Fällen entsteht Zahnweh durch Löcher in den Zähnen, also durch Karies. Neben einer unausgewogenen Ernährung mit viel Zucker spielt hier vor allem die Mundhygiene eine wichtige Rolle. Bei mangelhafter Pflege kann sich Zahnbelag festsetzen, auch Plaque genannt. Die Plaque-Bakterien verwandeln Zucker und Stärke in Säuren, die den Zahnschmelz angreifen und zu Karies-Löchern führen. Kariöse Zähne reagieren extrem empfindlich auf Hitze oder Kälte. Bei größeren Löchern treten Schmerzen auch schon bei einem Luftzug auf; die Schmerzen sind pochend, klopfend oder ziehend und können in den Kiefer ausstrahlen.

Was Sie tun können

Arnika-Salbei-Kamillen-Spülung: Diese Heilkräuter beruhigen entzündetes Zahnfleisch und wirken den Schmerzen entgegen. Mischen Sie 15 Gramm Arnika, 35 Gramm Salbei und 50 Gramm Kamille. 1 Esslöffel mit 1 Tasse heißem Wasser aufbrühen. Nach ungefähr 5 Minuten abseihen und abkühlen lassen. Bis zum Zahnarztbesuch mehrmals täglich Spülungen vornehmen.

Nelkenöleinreibung: Einen Tropfen des Öls auf den betroffenen Zahn geben, das lindert die Schmerzen – zumindest vorübergehend bis zum Zahnarztbesuch. Auch das Kauen von 1 oder 2 Gewürznelken hilft und überbrückt die Wartezeit bis zum Termin.

Wirsingauflage: Rollen Sie 2 bis 3 Wirsingblätter mit einer Teigrolle weich und drücken Sie diese an die schmerzende Wange.

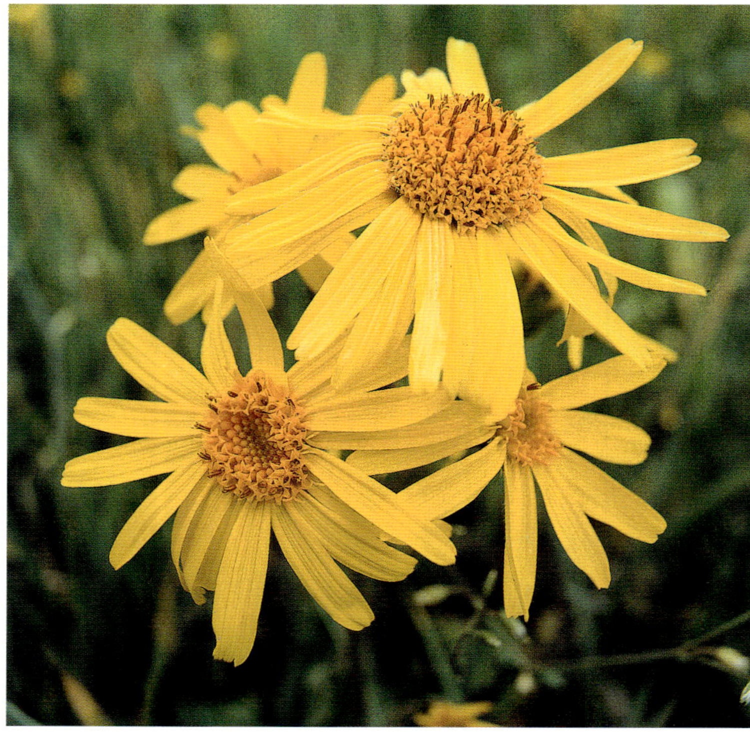

Eine Mundspülung mit Arnika mildert entzündliche Reizungen und lindert Zahnschmerzen.

Wann Sie zum Arzt sollten

Karies ist grundsätzlich ein Fall für den Zahnarzt.

Wie Sie vorbeugen können

- Eine konsequente Zahnhygiene ist das A und O! Putzen Sie also mindestens zweimal am Tag morgens und abends die Zähne.
- Wenn Sie die Möglichkeit dazu haben, ist es empfehlenswert, auch nach einer Mahlzeit die Zähne zu putzen.
- Die Anschaffung einer Mundddusche ist sinnvoll, da durch den Wasserstrahl sehr effektiv Speisereste und Plaque weggespült werden. Die Munddusche ersetzt aber das Zähneputzen nicht!
- Auch die Reinigung der Zahnzwischenräume mit Zahnseide ist zur Vorbeugung von Karies hilfreich. Lassen Sie sich die richtige Anwendung von Ihrem Zahnarzt erklären, damit Sie nicht das Zahnfleisch verletzen.
- Spezialkaugummis zur Zahnreinigung helfen ebenfalls für zwischendurch.
- Denken Sie daran, die Zahnbürste regelmäßig zu erneuern.
- Ernähren Sie sich zuckerarm. Essen Sie regelmäßig frische Lebensmittel.

Brust und Lunge

Asthma bronchiale

Asthma wird sehr häufig durch Allergien ausgelöst, beispielsweise auf Hausstaubmilben, Gräserpollen, Schimmelpilze oder Tierhaare. Auch eine nicht richtig ausgeheilte Bronchitis kann zu Asthma bronchiale führen.
Charakteristische Symptome eines Asthma bronchiale sind eine pfeifende Atmung sowie ein sogenanntes Giemen, das als quietschendes Atemgeräusch über dem Brustkorb zu hören ist. Typisch ist auch eine vermehrte Schleimansammlung in den Bronchien, die einen Hustenreiz hervorruft. Bei einem Asthma-Anfall kommt es zu akuter Atemnot.

Was Sie tun können

Lesen Sie bitte auch unter Bronchitis (Seite 79 f.) und Husten (Seite 82 f.)
Grüner Tee: Er enthält in geringen Mengen Theophyllin. Das ist eine Substanz, die das Bronchialsystem erweitert und deshalb auch in der Asthmatherapie zum Einsatz kommt.

Asthma-Kräutertee: Dieser selbst hergestellte Tee entspannt die Atemwege, erleichtert das Abhusten von Schleim, der bei Reizungen entsteht und stärkt die lokale Abwehr. Zerkleinern und mischen Sie 1 Esslöffel Schwarzkümmel, 1 Teelöffel Süßholz und 1 Teelöffel Anis gut. Mit 200 Milliliter heißem Wasser aufgießen, dann zugedeckt 10 Minuten ziehen lassen. 4 bis 6 Wochen lang dreimal täglich vor den Mahlzeiten 1 Tasse trinken.

Senfwickel: Dieser Brustwickel befreit die Bronchien von zähem Schleim und entspannt die Atemwege. Rühren Sie dazu 15 Gramm Senfmehl in 1 Liter warmem Wasser an. Ein Leintuch in die Flüssigkeit eintauchen, abtropfen lassen und auf die Brust legen. Mit einem warmen Wolltuch abdecken und 20 bis 30 Minuten liegen lassen.

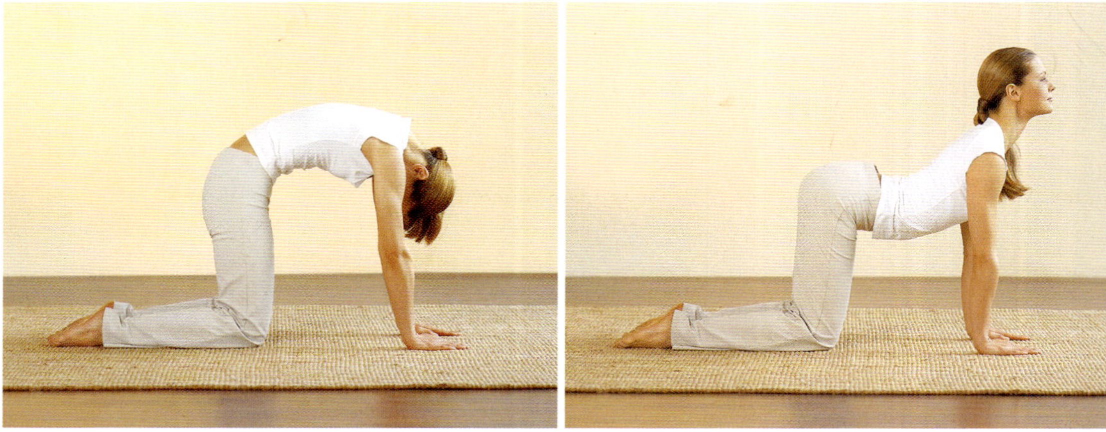

Spezielle Atemtechniken wie die »Rückenatmung« sind bei Asthma bronchiale sehr wichtig.

Asthma-Atemübung: Wölben Sie bei der »Rückenatmung« im Vierfüßlerstand während des Einatmens den Rücken wie eine Katze, die einen Buckel macht. Dabei vor allem den rückwärtigen Teil der Lunge mit frischer Atemluft anfüllen. Halten Sie die Luft etwas an, dann ziehen Sie mit der Ausatmung das Rückgrat zum Boden hin ein und heben den Kopf. Die Übung ein paar Mal durchführen. Danach in Rückenlage entspannen.

Wann Sie zum Arzt sollten

Asthma ist eine ernst zu nehmende Erkrankung, die Sie in jedem Fall von einem Arzt, am besten von einem Spezialisten für Lungen- und Bronchialkrankheiten, abklären lassen sollten. Die beschriebenen Hausmittel können die Therapie unterstützen.

Wie Sie vorbeugen können

Vor allem dem allergisch bedingten Asthma bronchiale können Sie mit bestimmten Maßnahmen vorbeugen: Verzichten Sie bei der Einrichtung der Wohnung auf Staubfänger wie Rosshaarmatratzen, schwere Stoffvorhänge sowie auf Federbetten und -kissen.

Achten Sie in der Heizperiode auf eine Lufttemperatur von 21 bis 23 °C und eine Luftfeuchtigkeit von 40 bis 50 Prozent; lüften Sie häufig, das vermindert das Risiko von Schimmelpilz- und Hausstaubmilben-Allergie.

Seien Sie im Umgang mit Deodorants und Haarspray besser zurückhaltend, da das Bronchialsystem auf Sprühnebel empfindlich reagieren kann.

Auch Rauchen in der Nähe eines Asthmapatienten sollte absolut tabu sein.

Bronchitis

Eine Bronchitis wird zumeist durch Krankheitserreger wie Viren oder Bakterien ausgelöst. Oft tritt die Entzündung der unteren Atemwege nach einem grippalen Infekt auf.
Typisch ist ein hartnäckiger Husten, der anfangs trocken sein und später in Husten mit Verschleimung übergehen kann. Auch Fieber, Schnupfen, Kopf- und Gliederschmerzen sowie ein allgemeines Krankheitsgefühl können eine Bronchitis begleiten.

Was Sie tun können

Lesen Sie bitte auch unter Asthma bronchiale (Seite 77 f.) und Husten (Seite 82 f.)

Kamillen-Thymian-Inhalation: Dampfbäder mit Kamille und Thymian helfen vor allem bei trockenem Reizhusten zu Beginn der Erkrankung. Bringen Sie 1 bis 2 Liter Wasser in einem Topf zum Kochen, geben Sie je 2 Esslöffel Kamillenblüten und Thymiankräuter hinzu, und lassen Sie den Sud 10 Minuten zugedeckt ziehen. Dann den Kopf mit einem großen Handtuch abgedeckt über das Gefäß beugen und die heißen Dämpfe 5 bis 10 Minuten lang über den Mund einatmen.

Heilkräuterinhalationen lösen zähen Schleim, erleichtern die Atmung und mildern den Husten bei Bronchitis.

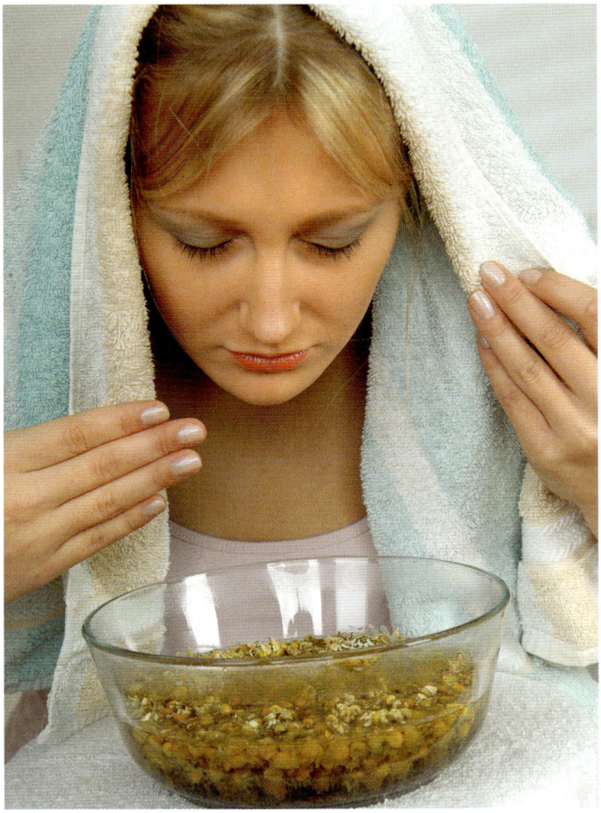

Bronchialtee: In der Apotheke gibt es sehr wirksame Kräuterzubereitungen zu kaufen. Sie können aber eine wirksame Teemischung auch selbst herstellen: 10 bis 25 Gramm Fenchelfrüchte (gestoßen) mit 25 bis 40 Gramm Spitzwegerichkraut, 25 bis 35 Gramm Süßholzwurzel und 10 bis 40 Gramm Thymiankraut mischen. 1 Esslöffel der Teemischung mit ¼ Liter Wasser übergießen. 10 Minuten ziehen lassen, abseihen und schluckweise trinken.

Ingwertee: In der Traditionellen Chinesischen Medizin wird Ingwer bei vielfältigen Beschwerden eingesetzt, unter anderem auch bei Bronchitis. Vor allem seine scharfen ätherischen Öle Gingerol und Shogaol lösen den Schleim. Übergießen Sie einige dünne Ingwerscheiben oder eine Messerspitze Ingwerpulver mit einer großen Tasse heißem Wasser (ca. 150 bis 200 Milliliter) und kochen Sie den Sud kurz auf. Noch etwa 5 Minuten ziehen lassen. 3 Tassen täglich trinken.

Zitronenwickel: Dieser Brustwickel hilft, die Verkrampfungen in den Bronchien zu lösen und den Husten zu mildern. Legen Sie ein in Zitronensaft getränktes Baumwolltuch auf den Brustkorb, wickeln Sie ein Frottierhandtuch oder ein Wolltuch darüber. 15 bis 30 Minuten einwirken lassen.

Brusteinreibung: Reiben Sie Rücken und Brust mit verdünntem Kampferöl ein. Mischen Sie dazu einige Tropfen Kampferöl mit Massageöl. Das lindert den Hustenreiz und erleichtert die Atmung.

Wann Sie zum Arzt sollten

Eine einfache Bronchitis klingt meist nach einer Woche wieder ab, in seltenen Fällen kann sich daraus jedoch eine Lungenentzündung entwickeln. Bei länger andauerndem Husten sollten Sie daher unbedingt den Arzt aufsuchen, damit er rechtzeitig die richtige Behandlung einleiten kann.

Wie Sie vorbeugen können

- Essen Sie vitaminreich! Vor allem die Vitamine A und C schützen vor Infektionen und unterstützen die Schleimhäute. Gute Quellen für beide Vitamine sind unter anderem Spinat, Brokkoli, Salat, Tomaten, Spargel und Möhren. Die Beerenfrüchte Sanddorn, Johannisbeere und Holunder sowie Kiwi und Zitrusfrüchte liefern reichlich Vitamin C.
- Bewegen Sie sich viel an frischer Luft! Sie tanken Sauerstoff und stärken die Abwehrkraft Ihrer Bronchien.

Brustdrüsenreizung

Zu einer Brustdrüsenreizung kommt es fast ausschließlich während der Schwangerschaft und noch häufiger während der Stillzeit.
Die Brust beginnt zu schmerzen. Es kommt zu Schwellung und Spannungsgefühl, außerdem zeigt sich oft eine deutliche Rötung.

Was Sie tun können

Kräuter-Brustauflage: Reizmildernd und beruhigend wirken Beinwell, Majoran, Bockshornklee oder Kamille. Sie können die Kräuter mischen oder auch einzeln anwenden. Kochen Sie 100 Gramm des zerkleinerten Krauts in 1 Liter Wasser auf und nehmen Sie die Pflanzenteile mit einem Schaumlöffel heraus. Eine sterile Kompresse in dem abgekühlten Sud tränken und auf die hochgebundene Brust legen.

Tiefgekühlter Lapachotee: Entzündungshemmend und antibakteriell wirkt gefrorener Lapacho-Heiltee, dessen gesundheitliche Wirkung schon die alten Inkas kannten. Kochen Sie ½ Liter Wasser mit 1 gestrichenen Esslöffel Lapachotee ein paar Minuten lang. Anschließend etwa 15 Minuten im geschlossenen Topf ziehen lassen, abseihen und auskühlen lassen. In Eiswürfelbehälter abgefüllt ins Gefrierfach stellen. Reiben Sie die Brust mehrmals am Tag vorsichtig mit den Lapacho-Eiswürfeln ein.

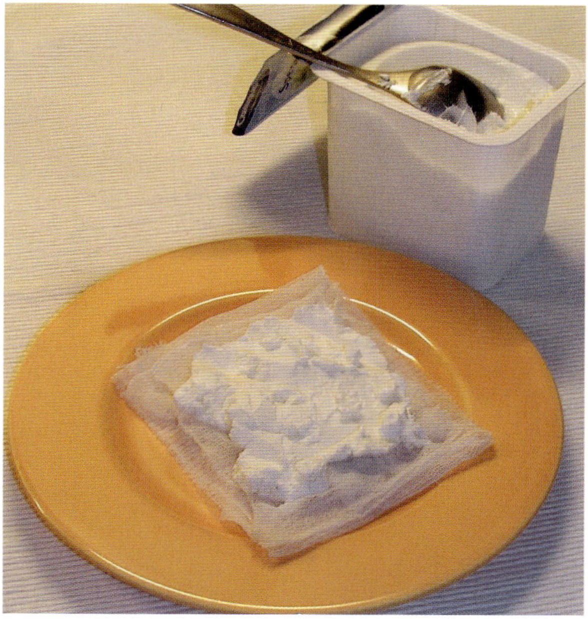

Eine Auflage mit kaltem Quark lindert die entzündliche Reizung und reduziert das Spannungsgefühl.

Zwiebelumschlag: Pressen Sie einige Schalotten im Entsafter aus. Tränken Sie ein weiches, feuchtes Tuch mit dem Zwiebelsaft und legen Sie es auf die betroffenen Stellen.

Quarkauflage: Bestreichen Sie eine Kompresse mit etwas frischem Quark aus dem Kühlschrank und legen Sie diese einige Minuten auf die Brust.

Wann Sie zum Arzt sollten

Wenn die Beschwerden ausgeprägt sind und durch Selbsthilfemaßnahmen nicht vergehen, müssen Sie einen Arzt, am besten Ihren Gynäkologen, aufsuchen. Es könnte eine Brustdrüsenentzündung vorliegen, die durch Krankheitserreger ausgelöst wurde. Diese sollte grundsätzlich mit entsprechenden Medikamenten wie Antibiotika behandelt werden.

Wie Sie vorbeugen können

Das hilft Ihnen beim Stillen:

- Zur Vorbeugung von Brustreizungen das Baby gleich in den ersten Tagen kurz, aber häufiger anlegen.
- Die Brust zwischendurch immer wieder sanft massieren.
- Auch ein kurzes Sonnenbad kann die Widerstandskraft der Brustwarzen stärken.

- Der Mund Ihres Babys sollte immer auf der Höhe der Brustwarze sein, sein Bäuchlein an Ihrem Bauch liegen.
- Am Ende der Stillmahlzeit legen Sie Ihren kleinen Finger in den Mund Ihres Baby und lösen es vorsichtig von der Brust.
- Lassen Sie einen Tropfen Milch an der Brustwarze trocknen. Die Milch enthält wertvolle Schutzstoffe, die Reizungen und Entzündungen vorbeugen helfen.
- Halten Sie Ihre Brust stets trocken und legen Sie Stilleinlagen in Ihren BH.

Husten

Husten tritt meist im Rahmen einer Erkältung auf und wird durch Krankheitserreger wie Viren oder Bakterien ausgelöst. Seltener sind Reizstoffe oder Fremdkörper in den Luftwegen die Ursache.
Zu Beginn der Erkrankung zeigt sich häufig ein trockener Reizhusten, der später in einen Husten mit Schleimbildung übergehen kann.
Oft wird der Husten von anderen Beschwerden wie Schnupfen oder Fieber begleitet.

Was Sie tun können

Lesen Sie bitte auch unter Bronchitis (Seite 79 f.)
Hustenbalsam: Er reinigt die Atemwege, löst den Schleim und erleichtert somit das Abhusten. Hustenbalsam können Sie fertig in der Apotheke kaufen oder teilweise auch selbst herstellen. Vermischen Sie dazu 40 Gramm Kampfersalbe aus der Apotheke mit 2 Gramm Eukalyptus-Öl. Zwei- oder dreimal am Tag eine kleine Menge davon auf Brust und Rücken verreiben.

Kräutertee gegen trockenen Husten: Mischen Sie 20 Gramm Anisfrüchte mit 25 Gramm Eibischwurzel, 10 Gramm Sonnentaukraut und 10 Gramm Isländisch Moos. 1 gestrichenen Esslöffel davon mit 1 Tasse (150 Milliliter) siedendem Wasser übergießen und zugedeckt etwa 10 Minuten ziehen lassen, dann abseihen. Diesen Tee mehrmals täglich frisch herstellen und 1 Tasse schluckweise trinken.

Kräutertee gegen Reizhusten: Für die Zubereitung eines weiteren bewährten Hustentees mischen Sie 25 Gramm Melissenblätter, 25 Gramm Spitzwegerichblätter, 25 Gramm Himbeerblätter und 25 Gramm Malvenblüten. 1 Esslöffel der Mischung mit ¼ Liter heißem Wasser übergießen, zudecken und 15 Minuten ziehen lassen. Danach abseihen. Trinken Sie mehrmals täglich eine Tasse dieses Tees.

Kartoffelwickel: Dieser warme Brustwickel lindert den Hustenreiz. Geben Sie saubere, ungeschälte, gekochte Pellkartoffeln in ein längs gefaltetes Handtuch und zerdrücken Sie diese. Achten Sie darauf, dass die Kartoffelmasse nicht zu heiß ist. Auf die Brust legen und mit einem Frottierhandtuch oder einem Wolltuch umwickeln. Mindestens 20 Minuten liegen lassen. Danach ruhen.

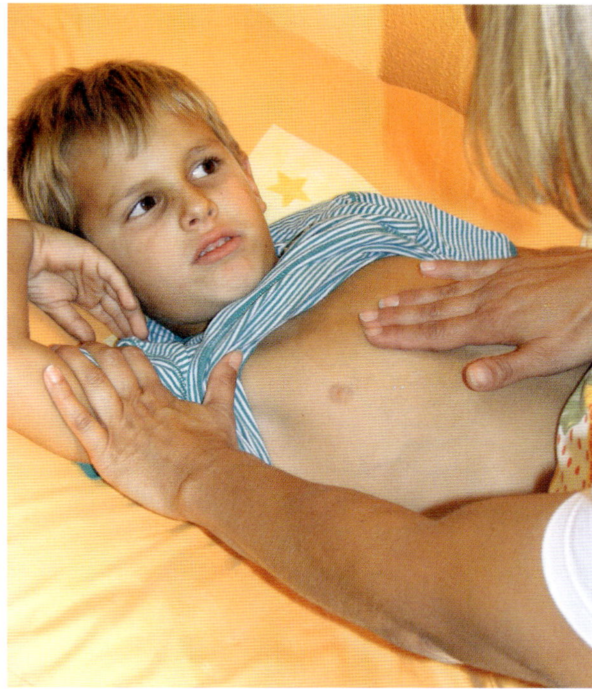

Das Einreiben von Brust und Rücken mit einem Balsam aus ätherischen Ölen entspannt die Atemwege und erleichtert das Abhusten.

Zwiebelsaftkur: Pressen Sie 3 bis 4 Küchenzwiebeln und 2 Zitronen aus und mischen Sie deren Saft. Rühren Sie 1 bis 2 Esslöffel Honig unter und geben Sie nach Wunsch noch anderen Saft oder Tee hinzu (beispielsweise Orangensaft oder Fencheltee). Erwärmen Sie die Saftmischung und trinken Sie täglich 2 bis 3 Tassen.

Spitzwegerichsirup: Kochen Sie 3 bis 4 Esslöffel Spitzwegerichblätter mit 1 Liter Wasser auf und lassen Sie diese ziehen. Seihen Sie die Blätter ab und kochen Sie den Sud mit 400 Gramm Kandiszucker so lange, bis er dickflüssig wird und die Konsistenz von Honig erhält. Nehmen Sie drei- bis viermal täglich 1 Teelöffel ein.

Wann Sie zum Arzt sollten

Meistens ist Husten harmlos und vergeht nach ein paar Tagen von selbst wieder. Bleibt er jedoch längere Zeit oder nimmt an Heftigkeit zu, sollten Sie Ihren Hausarzt konsultieren.

Wie Sie vorbeugen können

- Zur Stärkung der Abwehr sollten Sie sich viel an frischer Luft bewegen, am besten jeden Tag.
- Achten Sie im Winter darauf, dass die Wohnung nicht überheizt wird, da sonst die Schleimhäute austrocknen und anfällig für Infektionen werden. Stellen Sie Luftbefeuchter auf oder legen Sie feuchte Tücher auf die Heizung.
- Wenn Sie rauchen, sollten Sie am besten versuchen von der Zigarette Abschied zu nehmen, Ihrer eigenen Gesundheit und der Ihrer Familie zuliebe.

Herz und Gefäße

Arteriosklerose

Im Rahmen des natürlichen Alterungsprozesses verlieren unsere Blutbahnen langsam ihre Elastizität, an den Innenwänden entstehen raue Stellen. Dort bleiben Blutplättchen, Fettmoleküle und Kalksalze hängen und bilden allmählich Ablagerungen. Diese »Plaques» verwandeln die ursprünglich dehnbaren Gefäße in starre Röhren und engen ihren Innenraum ein. Mediziner nennen diesen Prozess Arteriosklerose, im Volksmund heißt er Arterienverkalkung.

Die schleichenden Gefäßschäden bleiben meist über Jahrzehnte unbemerkt. Bei fortgeschrittener Einengung der Adern und verschlechterter Durchblutung können beispielsweise Kopfweh, Herzschmerzen, Druck- und Engegefühl in der Brust, Schwindel, Konzentrationsschwäche, Müdigkeit oder Schmerzen in den Beinen auftreten.

Extrakte des Weißdorns verbessern die Durchblutung und stärken auf sanfte Weise das Herz.

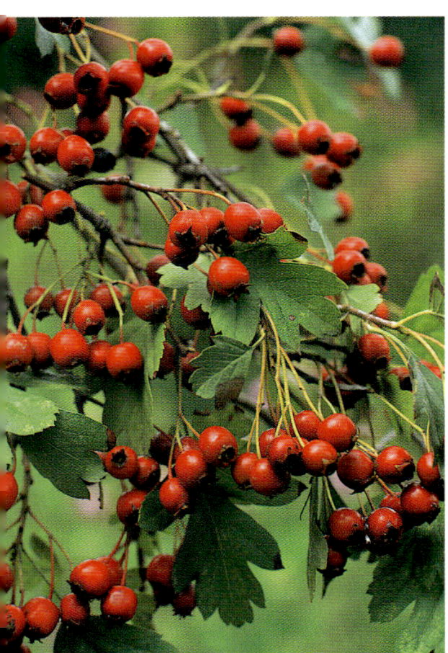

Was Sie tun können

Artischockenextrakt: Präparate mit Artischockenextrakt aus der Apotheke oder dem Reformhaus helfen, die Elastizität der Blutbahnen zu bewahren. Einige Substanzen der distelähnlichen Pflanze, vor allem das Zynarin, fördern die Fettverdauung und bauen schädliche Cholesterinmoleküle ab. Nur eine langfristige Einnahme ist wirkungsvoll.

Weißdornextrakt: Weißdorn ist ein altbewährtes natürliches Herzmittel und vermag auch der Arteriosklerose vorzubeugen. Die Heilpflanze verbessert die Durchblutung der Kapillaren und stärkt den Herzmuskel. Fertigpräparate mit dem Heilkraut, die es in der Apotheke oder im Reformhaus zu kaufen gibt, sollten langfristig eingenommen werden.

Knoblauch: Allium sativum – so der botanische Name – ist bekannt dafür, die Fließeigenschaften des Blutes zu verbessern. Zwei Inhaltsstoffe des Knoblauchs, die sekundären Pflanzenstoffe Allicin und Ajoen, haben eine hervorragende Wirkung auf die Gefäße. Sie senken den Blutdruck und verringern außerdem das schädliche LDL-Cholesterin. 300 Milligramm eines hochwertigen Knoblauchpräparates aus der Apotheke, täglich über lange Zeit eingenommen, beugen Arteriosklerose vor. Verwenden Sie außerdem viel frischen Knoblauch in der Küche.

Kurkuma: Die Gelbwurzel gehört zu den Ingwergewächsen. Man bezeichnet sie auch als gelben Ingwer oder Safranwurzel. Am besten kaufen Sie das Gewürz bereits in gemahlener Form. Es bewahrt die Arterien vor schädlichen Ablagerungen an den Gefäßwänden. Kurkuma ist außerdem in zahlreichen Gewürzmischungen und Currypulvern enthalten, die viele Speisen verfeinern und ihnen eine asiatische Geschmacksnote geben.

Kneipp'sche Wasseranwendungen: Wasserkuren nach dem bekannten Naturarzt Sebastian Kneipp sind ein hervorragendes Gefäßtraining und fördern die Durchblutung.

- Wechselduschen: Hierbei wird der Blutkreislauf stimuliert. Brausen Sie sich etwa 2 Minuten heiß, dann 1 Minute kalt ab. Wiederholen Sie den Vorgang dreimal hintereinander und hören Sie mit der kalten Anwendung auf.
- Heiße und kalte Güsse: Sie sind ein hervorragendes Gefäßtraining und sollten an Armen, Beinen und Rücken durchgeführt werden. Das warme Wasser muss etwa 40 °, das kalte 20 °C betragen. Wichtig ist, dass der Körper nach der letzten kalten Anwendung kräftig abfrottiert wird. Anschließend entweder ruhen oder intensiv bewegen.
- Wassertreten: Eine Wanne oder ein kleines Bassin mit so viel Wasser füllen, dass es ungefähr Wadenhöhe erreicht. Die Wassertemperatur soll zwischen 12 ° und 18 °C betragen. Nun im Storchenschritt im Bassin auf und ab marschieren. Bei jedem Schritt muss ein Bein vollständig aus dem Wasser gehoben werden. Etwa eine halbe bis maximal eine Minute lang durchführen. Anschließend die Beine mit einem Handtuch nur leicht abtupfen, dicke warme Socken anziehen und einige Minuten lang auf und ab gehen.

Bürstenmassagen: Sie fördern ebenfalls die Durchblutung. Sie sollten immer von den äußeren Extremitäten in Richtung Herz in Streifen oder in Kreisen durchgeführt werden.

Entspannung: Stress ist der Feind des Herzens. Deshalb sollten Sie regelmäßig entspannen und sich Ruhepausen gönnen. Entspannungstechniken wie Autogenes Training oder Atemübungen (ab Seite 49) helfen Ihnen dabei.

Wann Sie zum Arzt sollten

Im Rahmen der Vorsorge sollten Sie Ihr Herz und die Gefäße regelmäßig untersuchen lassen. Bei plötzlichen, unerklärlichen Beschwerden wie Kribbeln an Rumpf und Armen, Schmerzen und Beklemmungsgefühl in der Brust, Herzrasen, Schwindel, Vergesslichkeit, Schmerzen und Schwellungen an den Extremitäten ist die sofortige Konsultation eines Arztes nötig! Bei diesen Symptomen könnte es sich nämlich um Zeichen einer fortgeschritten Gefäßeinengung und Durchblutungsstörung an lebenswichtigen Organen wie Herz und Gehirn sowie den Extremitäten handeln!

Wie Sie vorbeugen können

- Tägliche Bewegung ist eine sehr gute Vorbeugung gegen Arteriosklerose. Gehen Sie deshalb regelmäßig an die frische Luft und machen Sie möglichst jeden Tag einen Spaziergang von mindestens 30 Minuten. Üben Sie auch regelmäßig eine Sportart aus, zum Beispiel Schwimmen, die Ihren Puls ein bisschen beschleunigt – das trainiert Ihre Gefäße.
- Ernähren Sie sich nach mediterraner Art mit viel frischem Obst, Gemüse und Salat. Verwenden Sie für die Zubereitung von Salaten und andere Speisen hochwertiges Olivenöl. Es hat eine positive Wirkung auf Ihre Blutbahnen.
- Lassen Sie die Finger von Zigaretten! Nikotin ist Gift für das Herz. Es schädigt die feinen Kapillargefäße, vermindert die Durchblutung und setzt so den Organen zu.
- Genießen Sie Alkohol nur in Maßen. Ein bis zwei Gläser Rotwein allerdings wirken sich – wissenschaftlich erwiesen – positiv auf die Gefäße und die Durchblutung aus. Das ist vor allem dem Inhaltstoff Resveratrol zu verdanken.

Erhöhter Blutdruck

Bluthochdruck, auch Hypertonie genannt, hat zahlreiche Ursachen. Sehr viele von ihnen lassen sich mit einer bewussten Lebensführung wie Bewegung, Stressausgleich und gesunder Ernährung beseitigen. Die wichtigsten Risikofaktoren sind Übergewicht, Bewegungsmangel, Rauchen, Stress und Schlafmangel sowie Stoffwechselstörungen, beispielsweise Diabetes mellitus (Zuckerkrankheit). Auch eine erbliche Vorbelastung ist von Bedeutung. Durch diese negativen Einflüsse verlieren die Blutbahnen an Elastizität, und es bilden sich an den Innenwänden Ablagerungen. Der Blutdruck steigt, weil sich die zunehmend erstarrten Gefäßwände den wechselnden Druckverhältnissen nicht mehr so gut anpassen können.

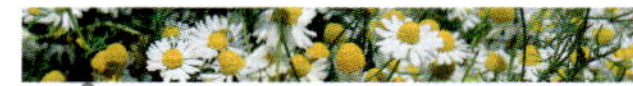

Tipp

Wenn Sie unter erhöhtem Blutdruck leiden, sollten Sie Ihren Blutdruck regelmäßig messen. Hierzu empfehlen sich elektronische Blutdruck-Messgeräte, die sehr präzise sind. Sie können sich ein solches Gerät von Ihrem Arzt verordnen lassen.

Erhöhter Blutdruck bereitet oft über Jahre keinerlei Beschwerden. Erst wenn der Blutdruck auf sehr hohe Werte steigt oder bereits Gefäßveränderungen stattgefunden haben, können Symptome wie Herzpochen, schneller Puls, Schwindel, Sehstörungen, Übelkeit, Kopfschmerzen und Atemnot auftreten.

Was Sie tun können

Lesen Sie bitte auch unter Arteriosklerose (Seite 84)

Mistelpräparate: Die Wirkstoffe dieser Pflanze, allen voran die Flavonoide, verringern die Spannung der Blutgefäßmuskulatur und erweitern die Herzkranzgefäße. Die Heilpflanze ist in zahlreichen Fertigpräparaten aus der Apotheke enthalten. Sie können sie aber auch als herzstärkende Teemischung oder in Form von Tropfen zu sich nehmen.

Kräutertee-Mischung: Mischen Sie 25 Gramm Mistelblätter mit je 15 Gramm Schachtelhalmkraut und Weißdornblüten in einer verschließbaren Dose. 1 Teelöffel der Kräuter mit 150 Milliliter kochendem Wasser übergießen. 8 bis 10 Minuten ziehen lassen, dann abseihen. Trinken Sie morgens und abends je eine Tasse.

Kräutertropfen: Gießen Sie 25 Milliliter Misteltinktur, 15 Milliliter Weißdorntinktur und 15 Milliliter Zinnkrauttinktur (aus der Apotheke) in ein sauberes Fläschchen mit Tropfverschluss. Nehmen Sie dreimal täglich 20 Tropfen von dieser Tinktur.

Weißdorn: Diese Pflanze enthält herzwirksame Glykoside. Das Zusammenspiel ihrer gesamten Inhaltsstoffe fördert die Herzleistung und senkt die Pulsfrequenz. Weißdorn reguliert so den Blutdruck und hilft, Arterienverkalkung vorzubeugen. Fertigpräparate mit Weißdornextrakt gibt es in der Apotheke. Auch als Tee ist das Kraut sehr hilfreich und sogar bei Daueranwendung nebenwirkungsfrei. Etwas Honig oder Sanddornsaft als natürliches Süßungsmittel verstärkt die heilsame Wirkung.

Kohlensäurebäder: Sie öffnen die Blutgefäße der Haut. Dadurch verteilt sich das Blut auf einen größeren Adernquerschnitt und der Blutdruck sinkt. Außerdem werden vegetativ und psychosomatisch bedingte Herz- und Kreislaufbeschwerden gelindert. Kaufen Sie in der Apotheke einen entsprechenden Badezusatz. Er setzt dann im Badewasser (maximal 30° bis 35 °C) Kohlensäure frei. 10 bis 20 Minuten in der Wanne bleiben. Ein solches Bad möglichst jeden zweiten Tag nehmen.

Ansteigendes Fußbad: Diese Wasseranwendung zusammen mit einem pflanzlichen Badezusatz wie Thymian oder Melisse hilft, erhöhten Blutdruck sanft zu senken. Bereiten Sie einen heißen Thymiantee mit 1 Liter Wasser und 4 Teelöffeln Thymiankraut zu. Diesen in die Fußbadewanne gießen. Mit kaltem Wasser auffüllen, bis das Bad eine Temperatur von 33 °C bis 35 °C erreicht hat. Die Füße in die Wanne stellen und während der nächsten 20 Minuten langsam heißes Wasser zugeben, bis eine Temperatur von maximal 42 °C erreicht ist. Danach die Füße gut abtrocknen, warme Socken anziehen und etwas ruhen.

Entspannungsmassage: Eine Massage mit beruhigenden Ölen hilft abzuschalten. Geeignet sind Lavendel, Melisse, Neroli und auch Ylang-Ylang.

Entspannungsbad: Auch Aromabäder in nicht zu heißem Wasser bei ruhiger Musik bringen Sie zur Ruhe. Setzen Sie einem neutralen Badeöl ein paar Tropfen der oben genannten Öle zu und rühren Sie es gut um. Baden Sie nicht zu lange, ideal sind 15 bis 25 Minuten.

Wann Sie zum Arzt sollten

Wenn Sie zu Bluthochdruck neigen, sollten Sie sich vom Arzt untersuchen lassen. Sind die Werte zu hoch, müssen sie unbedingt behandelt werden, denn sonst besteht die Gefahr eines Herzinfarkts, eines Schlaganfalls oder von Nierenschäden.

Wie Sie vorbeugen können

- Stress und emotionale Probleme können den Körper in einen Zustand ständiger Anspannung bringen und sich damit auch negativ auf den Blutdruck auswirken. Befreien Sie sich von innerem Druck durch gezieltes Relaxen, beispielsweise mit Autogenem Training oder der Progressiven Muskelentspannung (siehe ab Seite 49).

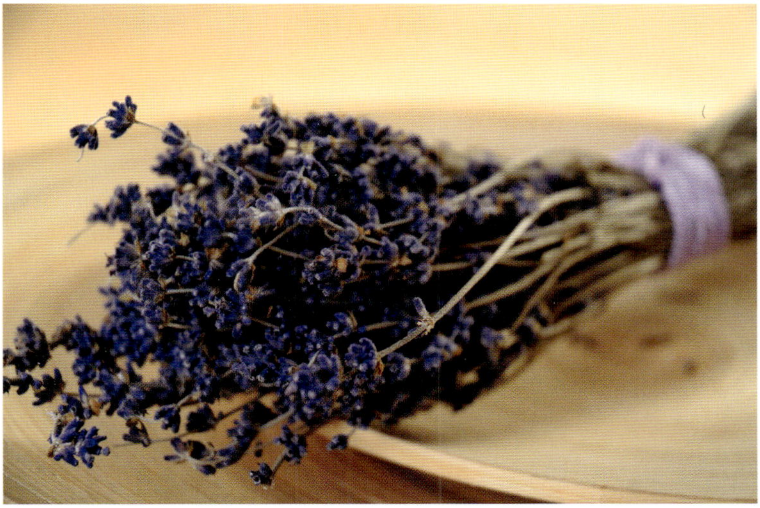

Lavendel wirkt entspannend und beruhigend. Massagen oder Bäder mit dieser Heilpflanze helfen Stress abzubauen und den Blutdruck zu normalisieren.

- Bewegen Sie sich regelmäßig und treiben Sie Sport.
- Achten Sie auf Ihr Gewicht, sparen Sie Fett, Zucker und Salz!
- Gewöhnen Sie sich das Rauchen ab und gehen Sie auch ansonsten maßvoll mit Genussmitteln um.

Niedriger Blutdruck

Betroffen sind von der Hypotonie - so der medizinische Fachbegriff - vor allem junge und sehr schlanke Frauen. Dem niedrigen Blutdruck liegt meist eine gewisse Anpassungsstörung des Kreislaufs zugrunde, der sich nicht rasch genug auf die jeweiligen Anforderungen des Körpers einzustellen vermag.

Die Hypotonie ist im Prinzip harmlos, kann aber zu Beeinträchtigungen des Allgemeinbefindens führen. Das Aufstehen am Morgen fällt möglicherweise sehr schwer, es können Konzentrationsprobleme und Müdigkeit am Tag auftreten. Außerdem sind Frösteln, kalte Hände und Füße sowie plötzlicher Schwindel bis hin zu Ohnmachtsanfällen weitere typische Symptome.

Was Sie tun können

Weißdornextrakt: Er senkt zu hohen und normalisiert zu niedrigen Blutdruck. Seine Wirkstoffe steigern ganz allgemein die Durchblutung der Herzkranzgefäße und des Herzmuskels. Im Extrakt sind die Blüten, Blätter und Beerenfrüchte enthalten. Fertigpräparate, die über einen längeren Zeitraum eingenommen werden sollten, bekommen Sie in der Apotheke.

Rosmarinextrakt: Dieses alte Hausmittel belebt den Kreislauf und reguliert den Blutdruck. Sehr beliebt ist Rosmarin-Wein, den Sie fertig kaufen können. Aktivierend wirkt außerdem ein Rosmarin-Bad, das man jedoch nie am Abend genießen sollte, weil es Schlafstörungen verursachen kann. Im Handel gibt es zahlreiche Badezusätze mit Rosmarin.

Wasser-Massage-Programm für jeden Tag: Morgens 5 Minuten Trockenbürsten (mit einer Massagebürste oder einem Luffa-Handschuh), immer von außen in Richtung Herz in Streifen oder Kreisen. Danach duschen, 1 Minute lang heiß, 1 Minute lang eiskalt. Drei- bis viermal hintereinander durchführen, mit kaltem Wasser aufhören. Abends helfen heiß-kalte Güsse: an den Beinen beginnen, dann Arme und Rücken mit abwechselnd heißem und kaltem Wasser abbrausen.

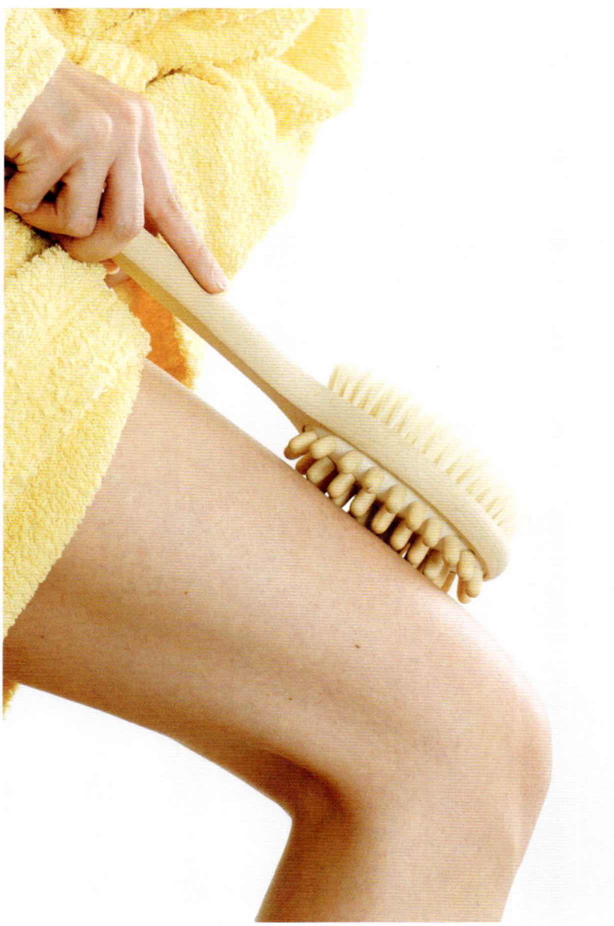

Eine regelmäßige Trockenbürstenmassage fördert die Durchblutung und stärkt den Kreislauf.

Kreislauf-Gymnastik

- Übungen vor dem Aufstehen: Hypotoniker, die morgens zu schnell aufstehen, leiden oft unter Schwindel. Bleiben Sie deshalb nach dem Klingeln des Weckers noch einige Minuten liegen, strecken und dehnen Sie sich wie eine Katze; heben Sie die Beine an, dann wieder ablegen. Armkreisen, den Kopf leicht heben und wieder auf das Kissen zurücklegen. Erst jetzt an den Bettrand setzen und nach 1 Minute aufstehen.
- Übungen für den Blutdruck: Bewegen Sie sich täglich mindestens 10 Minuten, um den Kreislauf in Schwung zu bringen: Auf dem Rücken liegend die Beine zur Kerze anheben und verharren, dann in der Luft Rad fahren. Anschließend die Füße auf und ab bewegen. Sie können die gestreckten Beine auch wie eine Schere zur Seite auseinander bewegen und wieder zusammenführen. Alle Übungen mehrmals hintereinander wiederholen.

Wann Sie zum Arzt sollten

Eine ausgeprägte und über Wochen anhaltende Kreislaufschwäche sollten Sie in jedem Fall ärztlich abklären lassen. Manchmal verbergen sich nämlich Krankheiten wie Blutarmut oder eine Schilddrüsenfunktionsstörung dahinter, die behandelt werden müssen.

Wie Sie vorbeugen können

Mindestens drei Stunden in der Woche intensives Konditionstraining normalisiert den Blutdruck, regt die Durchblutung an und stabilisiert die Muskeln. Gut geeignet sind Ausdauer-Sportarten wie Walken, Joggen, Mountainbiken, Skaten, Langlaufen, Schwimmen Radfahren und Ballspiele aller Art.

Venenprobleme

Venenprobleme sind sehr verbreitet. Frauen zählen häufiger zu den Betroffenen als Männer. Die Ursachen liegen zu einem großen Teil in den veränderten Lebensgewohnheiten mit zu viel Sitzen und wenig ausgleichender Bewegung, wie Spazierengehen oder Gymnastik. Die Neigung zu Krampfadern ist aber auch erblich bedingt. Dahinter verbirgt sich eine angeborene Bindegewebsschwäche, die sich ungünstig auf die Elastizität der Haut und der Gefäße auswirkt. Vor allem die Wandspannung der Venen wird dadurch herabgesetzt, was zur Folge hat, dass diese aufgedehnt werden. In den erweiterten Venen können die Venenklappen ihre Ventilfunktion dann nicht mehr optimal gewährleisten - nämlich, das Blut daran zu hindern, entgegen der normalen Richtung zum Herzen hin zu fließen. Das Blut staut sich in den Venen - Krampfadern sind die Folge. Bei Frauen können Krampfadern aufgrund der veränderten Hormoneinflüsse in der Schwangerschaft erstmals auftreten oder - wenn sie schon vorhanden waren - auch verstärken. Die weiblichen Sexualhormone haben einen hemmenden Effekt auf die Muskulatur, und so auch auf die Muskeln, die in den Wänden von Venen und Arterien für die nötige Gefäßspannung sorgen. Aber auch das gelockerte Bindegewebe trägt in der Schwangerschaft zu einer verstärkten Krampfaderbildung bei.

Krampfadern können sehr vielgestaltig sein, von mehr oder weniger auffälligen Besenreisern bis hin zu großen, erweiterten und gekrümmten Adern, die als blaue oder rötliche Bahnen unter der Haut hervortreten. Bei milderer Ausprägung verursachen Krampfadern meist keine Beschwerden.

Was Sie tun können

Rosskastanienextrakt: Die Heilpflanze tonisiert die Venen, verbessert also ihre Spannkraft, und hat eine leicht durchblutungsfördernde sowie entzündungshemmende Wirkung. Präparate mit Rosskastanie gibt es zur äußerlichen Anwendung als Gel oder Salbe, aber auch zur Einnahme in Form von Dragees oder Kapseln.

Buchweizentee: Buchweizen ist ebenfalls in der Lage, die Venen zu stabilisieren. Übergießen Sie 2 Teelöffel Buchweizenkraut mit ¼ Liter kochendem Wasser. 10 Minuten ziehen lassen, abseihen. Trinken Sie 2 bis 3 Tassen täglich.

Wechseldusche: Morgens am besten sofort nach dem Aufstehen zuerst 2 Minuten warm, dann ½ Minute kalt duschen. Mindestens dreimal wiederholen. Zum Abschluss noch einmal etwa ½ Minute lang unter kaltem Wasser bleiben. Vorsicht: darauf achten, dass der Wasserstrahl nicht zu hart auf die Krampfadern auftrifft, da dies Beschwerden hervorrufen kann.

Beinguss: Diese Wasseranwendung trainiert ebenfalls die Venen und verbessert ihre Elastizität. Schrauben Sie dazu einen Gießschlauch an Ihre Duscharmatur - zur Not tut es auch eine große Gießkanne. Stellen Sie die Wassertemperatur auf ca. 16 °C ein (falls kein Thermostat an der Armatur ist, am besten mit einem Thermometer die Wassertemperatur prüfen). Den Wasserstrahl von der Außenseite des rechten Fußes hoch bis zur Hüfte führen. Kurz verweilen, dann an der Schenkelinnenseite wieder zum Fuß hinab fahren. Den Vorgang am linken Bein wiederholen. Beim Wechselguss die gleiche Prozedur zuerst mit etwa 40° Celsius warmem Wasser, dann kalt, dann wieder warm durchführen. Abschließend noch einmal auf kalt wechseln.

Ingwer: Die Wurzel enthält ätherische Öle, welche die Zusammenballung der Thrombozyten hemmen. Das führt zu einer Verbesserung der Fließeigenschaft des Blutes, das Risiko von Stauungen und Blutgefäßverschlüssen (Thrombosen) wird gemindert. Verwenden Sie die Heilpflanze in der Küche als Gewürz zum Backen und Kochen. Ingwer ist außerdem eine beliebte Beilage zu Sushi und Sashimi. Sie können auch einen Ingwertee zubereiten. Überbrühen Sie dazu 2 bis 3 frische Ingwerscheiben mit ¼ Liter siedendem Wasser. Trinken Sie täglich 2 bis 3 Tassen des Tees.

Quark-Auflage: Füllen Sie kalten Quark in ein Baumwollsäckchen und legen Sie dieses mehrmals täglich auf die gereizten Stellen der Krampfadern. Mit einem Tuch abdecken und die Beine einige Zeit hochlegen.

Kräuter-Fußbad: Kochen Sie eine Hand voll Walnuss- und Efeublätter mit 6 bis 8 Lorbeerblättern und 4 Esslöffeln Thymian 15 Minuten in ca. 3 Liter Wasser. Geben Sie 2 Esslöffel Salz dazu. Entspannen Sie die Füße 15 Minuten lang im warmen Fußbad.

Steinklee-Olivenöl: Geben Sie eine Hand voll Steinkleeblüten in ein verschließbares Glasgefäß, und füllen Sie es mit Olivenöl auf. Lassen Sie die Mischung an einem warmen Ort ungefähr 6 Wochen lang ziehen. Danach filtern Sie das Öl und füllen es in eine gut verschließbare Flasche. Reiben Sie die gereizten Venenpartien regelmäßig mit dem Steinklee-Öl ein.

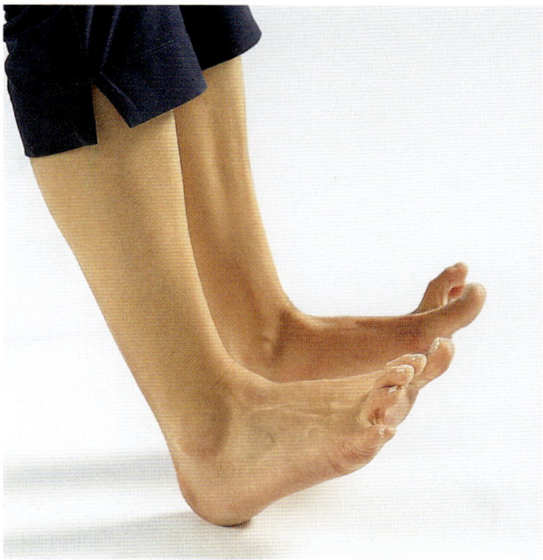

Eine gezielte Beingymnastik ist ein sehr effizientes Mittel zur Vorbeugung von Venenproblemen. Wippen Sie zum Beispiel mit den Zehen.

Wann Sie zum Arzt sollten

Manchmal kann die Venenschwäche zu Symptomen wie geschwollenen Beinen, Taubheitsgefühl und einem »Ameisenlaufen« mit typischem Jucken und Kribbeln auf der Haut führen. Auch eine Entzündung der Krampfadern mit ziehenden Schmerzen und Druckempfindlichkeit an der betroffenen Stelle ist möglich. Wenn solche Beschwerden bei Ihnen auftreten, sollten Sie sich ärztlich untersuchen lassen, am besten von einem Gefäßspezialisten.

Wie Sie vorbeugen können

- Bewegen Sie sich viel – Spazierengehen, Wandern, Laufen, Joggen, Schwimmen. Das regt die »Muskelpumpe« an, das heißt durch den Druck der Wadenmuskulatur wird das Blut besser aus den Beinen in Richtung Herz befördert.
- Machen Sie spezielle Venengymnastik:
  mit den Zehen wippen, Beine zur »Kerze« heben, in der Luft »Radfahren«, im Sitzen mit den Füßen kreisen.
- Legen Sie die Beine immer mal wieder hoch und vermeiden Sie zu langes Stehen und Sitzen.
- Hüten Sie sich vor Hitze, also vor intensiven Sonnenbädern, Solarien und Ähnlichem. Wärme führt nämlich zur Gefäßerweiterung und verstärkt damit das Risiko der Krampfaderbildung.

Magen und Darm

Appetitlosigkeit

Die Ursachen für Appetitlosigkeit sind vielfältig. Häufig verbergen sich Störungen im Verdauungstrakt wie zum Beispiel eine Magenschleimhautentzündung, eine Darmreizung oder eine Erkrankung der Leber dahinter. Aber auch chronische Infekte und seelische Probleme wie Stress, Überlastung, Konflikte und depressive Verstimmungen ziehen nicht selten mangelnden Appetit nach sich. Bei Teenagern in und nach der Pubertät – zumeist Mädchen – kann sich hinter Appetitlosigkeit eine Ess-Störung wie eine Anorexia nervosa (Magersucht) verbergen.

Die aus Asien stammende Heilpflanze Anis ist bei Verdauungsproblemen sehr bewährt.

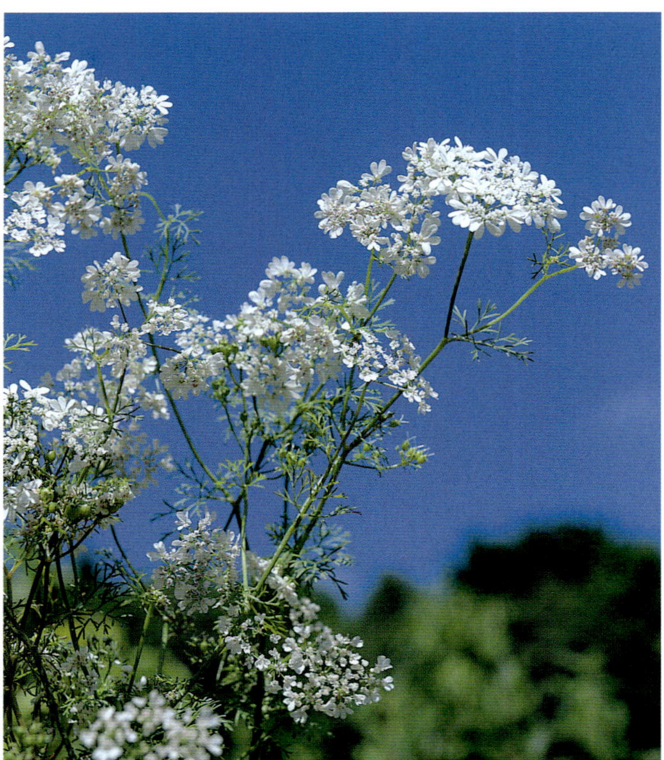

Es besteht entweder kein Verlangen nach Essen oder sogar eine Abneigung gegen bestimmte Nahrungsmittel. Länger anhaltende Appetitlosigkeit geht häufig mit Gewichtsverlust, Blässe und allgemeiner Schwäche einher.

Was Sie tun können

Heilpflanzenpräparate: Tinkturen, Tropfen und Kapseln aus der Apotheke mit Enzian, Anis, Kümmel und Pfefferminze können helfen, den Appetit zu steigern.

Kräutertee: Eine Zusammenstellung verschiedener Bitterpflanzen und anderer Heilkräuter kann die Lust auf Essen anregen. Mischen Sie 35 Gramm Tausendgüldenkraut, 25 Gramm Kamillenblüten, 5 Gramm Melissenblätter und je 10 Gramm

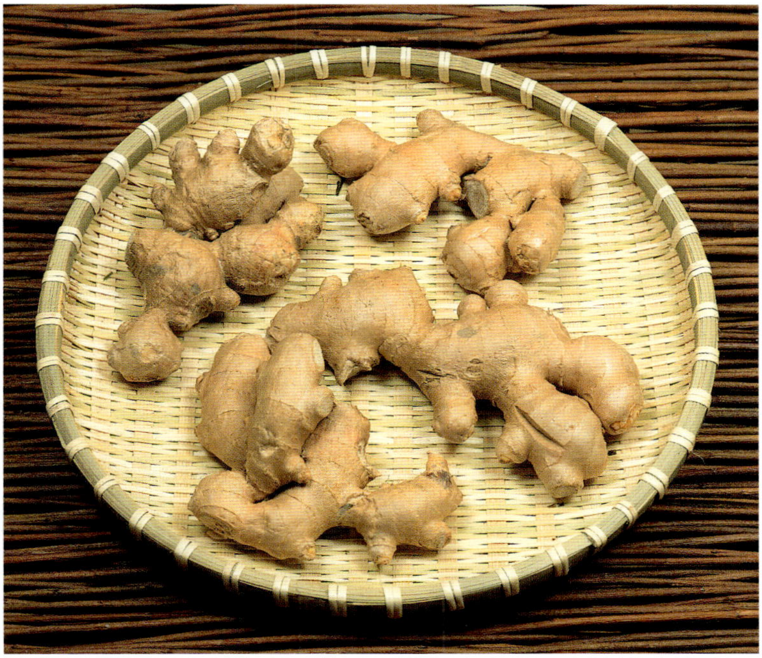

Ingwer ist in der asiatischen Küche unentbehrlich und findet auch bei uns wegen des hohen gesundheitlichen Nutzens zunehmend Verwendung.

Schafgarbenkraut und Bitterklee in einer gut verschließbaren Dose. 1 Teelöffel davon mit einer Tasse heißem Wasser übergießen und einige Minuten ziehen lassen. Trinken Sie 1 Tasse 30 Minuten vor jeder Mahlzeit.

Frische Küchenkräuter: Würzen Sie Ihre Speisen mit Küchenkräutern, die appetitanregend wirken. Dazu zählen Wildkräuter wie Beifuß und Löwenzahn, aber auch Basilikum, Schnittlauch, Petersilie, Kurkuma, Koriander und Kardamon.

Ingwer und Zimt: In den asiatischen Gesundheitslehren haben beide Gewürze einen hohen Stellenwert, um die Verdauung zu regulieren und den Appetit anzuregen. Ingwer eignet sich zum Verfeinern von Fisch- und Fleischgerichten, Zimt passt gut zu Süßspeisen. Sie können aber auch einen Ingwer-Zimt-Tee zubereiten. Übergießen Sie dazu 2 bis 3 frische Ingwerscheiben und 3 bis 4 kleine Stücke einer Zimtstange mit ¼ Liter siedendem Wasser. Trinken Sie davon 2 bis 3 Tassen am Tag.

Wechselduschen: Gleich morgens nach dem Aufstehen abwechselnd warm und kalt duschen. Das bringt den Kreislauf in Schwung, stärkt die Abwehrkräfte und macht hungrig aufs Frühstück.

Wann Sie zum Arzt sollten

Hält die Abneigung gegen Essen länger an und kommen sogar stärkerer Gewichtsverlust sowie andere Symptome, beispielsweise Blässe, Müdigkeit, Abgeschlagenheit, Fieber und Schmerzen hinzu, muss eine medizinische Untersuchung durchgeführt werden.

Wie Sie vorbeugen können

- Viel Bewegung: Körperliche Aktivität steigert den Stoffwechsel, aktiviert den Kreislauf und macht Appetit auf stärkende Nahrung. Gut sind regelmäßige Aktivitäten wie Walken, Radfahren und Schwimmen an frischer Luft.
- Leckeres Essen: Optisch ansprechend zubereitete Mahlzeiten sind wichtig. Denn bekanntlich isst auch das Auge mit.
- Essen mit Freunden: Laden Sie öfter nette Freunde zum Essen ein, auch für Ihre Kinder. Denn in angenehmer Gesellschaft machen die Mahlzeiten doppelt Spaß.

Bauchschmerzen

Lesen Sie bitte auch unter Blähungen (Seite 98 f.) und Reizdarm (Seite 104 f.)

Schmerzen im Ober- oder Unterbauch können vielfältige Ursachen haben, angefangen bei Reizdarm und Reizmagen, über Magengeschwüre, Gallenkoliken, Nierenkoliken, Harnwegsinfekte, Menstruationsprobleme, Erkrankungen der weiblichen Geschlechtsorgane bis hin zur Blinddarmentzündung oder einer Magen-Darm-Infektion. Zumeist verbirgt sich jedoch eine harmlose, vorübergehende Verdauungsstörung dahinter, beispielsweise durch den Verzehr zu fetter, zu süßer oder stark blähender Speisen. Bauchschmerzen können auch seelische Ursachen haben und Ausdruck von Überlastung und Aufregung sein. So haben Kinder und Jugendliche bei Schulproblemen, Prüfungsangst oder auch familiären Konflikten häufiger mit sogenannten Nabelkoliken zu tun.

Die Schmerzsymptome sind sehr vielgestaltig und reichen von dumpfen Schmerzen über krampfartige Beschwerden bis hin zu einem stechenden oder ziehenden Schmerz im Ober- oder Unterbauch. Die Beschwerden können von anderen Symptomen wie Blähungen, Gurgelgeräuschen, Fieber oder Blässe begleitet sein.

Was Sie tun können

Schmerzlindernde Teemischung: Mischen Sie je 30 Gramm zerkleinerte Süßholzwurzel, Pfefferminzblätter, Fenchelsamen und Kamillenblüten in einer Dose. Einen Teeaufguss aus 1 Teelöffel der Kräuter mit 1 Tasse heißem Wasser machen und 10 Minuten ziehen lassen. Nach jeder Mahlzeit eine Tasse trinken.

Bauchwickel: Tränken Sie ein Tuch mit lauwarmem Kamillentee. Leicht ausdrücken und auf den Bauch legen. Mit einem trockenen, warmen Tuch umwickeln. Eine Wärmflasche verstärkt die Wirkung.

Heublumensäckchen: Ein warmes Heublumensäcken fördert die Durchblutung der Bauchorgane, entspannt sie und wirkt damit Schmerzen entgegen. Solche Säckchen gibt es beispielsweise im Kräuterladen fertig zu kaufen.

Bauchmassagen: Mischen Sie ein Basisöl wie zum Beispiel süßes Mandelöl mit ein paar Tropfen ätherischem Öl und massieren Sie den Bauch in sanft kreisenden Bewegungen. Entkrampfend und entspannend wirken Fenchel, Anis, Kamille und Lavendel.

Bauchatmung: Um die Bauchorgane zu entspannen, hilft eine ganz gezielte Bauchatmung. Gehen Sie in die Rückenlage, schließen Sie die Augen und atmen Sie bewusst in den Bauchraum hinein. Dabei spüren, wie sich die Bauchdecke mit jedem Einatmen hebt und mit jedem Ausatmen senkt. Je entspannter und bewusster Sie diese Übung machen, desto hilfreicher ist sie.

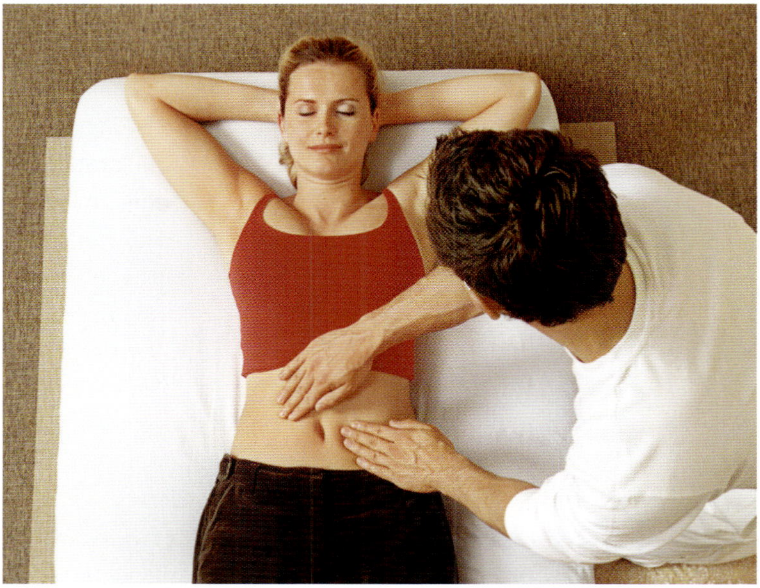

Eine sanfte Bauchmassage wirkt entspannend und vertreibt Schmerzen.

Wann Sie zum Arzt sollten

Bei unklaren Bauchschmerzen, die länger als zwei Tage anhalten oder heftiger werden, sollten Sie in jedem Fall den (Kinder-)Arzt zu Rate ziehen.

Wie Sie vorbeugen können

- Achten Sie auf Ihre Ernährung! Vermeiden Sie - vor allem wenn Sie empfindlich reagieren - stark gewürzte Speisen und stark blähende Nahrungsmittel wie Hülsenfrüchte oder Kohl.
- Essen Sie lieber mehrere kleine Portionen über den Tag verteilt als drei große.
- Nehmen Sie sich bewusst Zeit zum Essen und kauen Sie gut. Essen Sie auch nicht nebenbei und zum Beispiel vor dem Fernseher, sondern zelebrieren Sie jede Mahlzeit, auch wenn Sie alleine essen.
- Buttermilch enthält alkalische Substanzen, die unspezifische Bauchschmerzen lindern können. Trinken Sie am besten einen Liter über den Tag verteilt.

Blähungen

Blähungen sind die Folge vermehrter Gasbildung im Darm, zumeist aufgrund unvollständiger Verdauungsprozesse. So können schwer verdauliche Speisen wie Hülsenfrüchte oder Kohl zu Blähungen führen. Aber auch Medikamente, Genussmittel sowie verschiedene Magen-Darm-Störungen wie zum Beispiel Reizmagen, Reizdarm oder Gallenblasenprobleme können Blähungen verursachen. Sehr häufig zeigt sich das Symptom auch im Gefolge einer Verstopfung - medizinisch Obstipation. Bei Kindern treten Blähungen vor allem in den ersten drei Lebensmonaten auf, weshalb sie auch »Drei-Monats-Koliken« genannt werden.

Typisch dabei sind Völlegefühl, Bauchschmerzen sowie ein gespannter Bauch. Die Blähungen können sich auch durch den Abgang von Winden zeigen.

Was Sie tun können

Heilkräutertee zur Bauchentspannung: Mischen Sie dazu 30 Gramm gestoßene Kümmelfrüchte und je 20 Gramm gestoßene Fenchelfrüchte, Anisfrüchte, Kamillenblüten und Melissenblätter in einer gut verschließbaren Dose. 1 Teelöffel davon mit 1 Tasse heißem Wasser übergießen und einige Minuten ziehen lassen. Trinken Sie bei Bedarf oder mehrmals zwischen den Mahlzeiten 1 Tasse davon.

Majorantee: Vor allem die indische Ayurveda-Lehre rät bei Blähungen zu Majorantee, dem ein paar Gewürznelken beigemischt sind. Sie können den Tee auch mit anderen Heilkräutern kombinieren.

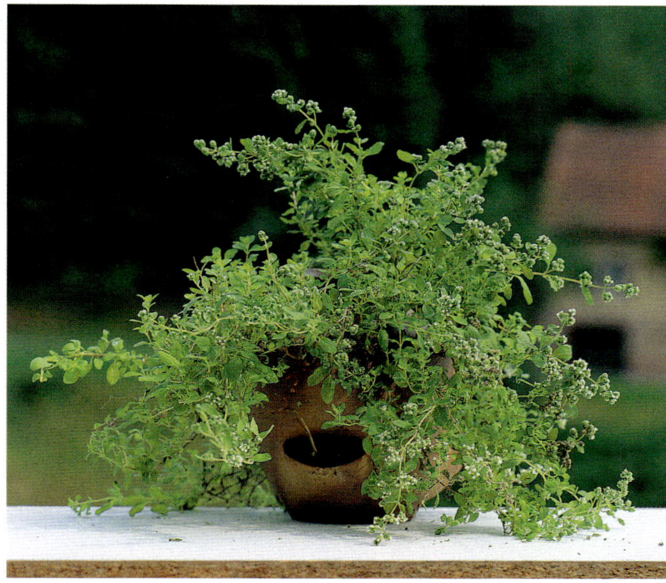

Das aromatische Küchenkraut Majoran ist sehr wirkungsvoll gegen Blähungen.

Apfelessig mit Honig: Geben Sie in ein Glas Wasser 2 Teelöffel naturtrüben Apfelessig und 1 Teelöffel Honig. Die Flüssigkeit gut durchmischen und trinken.

Wärmflasche: Füllen Sie eine Wärmflasche zur Hälfte mit heißem Wasser und umwickeln Sie diese mit einem leicht feuchten Tuch. Der Länge nach auf den Bauch legen und gut zugedeckt etwa 30 Minuten ruhen. Das entkrampft den Darm und lindert schmerzhafte Blähungen.

Bauchmassage: Massieren Sie den Bauch in kreisenden Bewegungen, und zwar immer im Uhrzeigersinn. Sie können auch ein Aromaöl dazu verwenden, beispielsweise Jojobaöl, dem ein paar Tropfen ätherischen Kümmelöls beigemischt sind.

Wann Sie zum Arzt sollten

Blähungen sind zumeist harmlos und verschwinden mit einer Regulierung der Verdauungstätigkeit (zum Beispiel durch die Umstellung von Speisen) von selbst wieder. Sollten die Probleme aber über einen langen Zeitraum bestehen, heftiger werden oder von anderen stärkeren Krankheitszeichen begleitet sein, ist eine ärztliche Abklärung, am besten durch einen Gastroenterologen, ratsam.

Wie Sie vorbeugen können

- Bevorzugen Sie blähungsarme Speisen. Milchprodukte wie Joghurt, Dickmilch und Kefir stärken die Darmflora und regen die Verdauung an.
- Frische Küchenkräuter, beispielsweise Rosmarin, Salbei, Petersilie oder Basilikum, können helfen.
- Essen Sie langsam und kauen Sie gut!

Durchfall

Durchfall heißt in der medizinischen Fachsprache Diarrhoe. Die Nahrung kann im Darm nicht mehr richtig aufgenommen werden und wird stattdessen unvollständig verarbeitet wieder ausgeschieden. Am häufigsten wird Durchfall durch Krankheitserreger ausgelöst, die einen Darminfekt hervorrufen. Aber auch Nahrungsmittelunverträglichkeiten oder seelische Probleme, beispielsweise starkes Lampenfieber oder Prüfungsangst, können bekanntermaßen Durchfall hervorrufen. Im Darm kommt es dann zu einer Reizung der Schleimhaut. Darüber hinaus entsteht ein Ungleichgewicht im vegetativen Nervensystem, das den Magen-Darm-Trakt steuert. Der Stuhl ist infolgedessen zu weich und dünnflüssig. Außerdem sind Darmentleerungen sehr häufig, manchmal sind auch Schleim, Blut oder andere Sekrete beigemengt. Nicht selten ist Durchfall auch mit anderen Symptomen wie Übelkeit, Erbrechen, Bauchschmerzen und Fieber verbunden.

Was Sie tun können

Lapachotee: Lapacho, die Rinde aus dem Regenwald, ist ein natürliches Heilmittel, das sich wegen seiner schleimhautberuhigenden Gerbstoffe bei Durchfall und chronischen Magen-Darm-Erkrankungen bewährt hat. Kochen Sie 2 gestrichene Esslöffel der Rinde mit 1 Liter Wasser kurz und kräftig auf. Dann 5 Minuten weitersieden und 15 Minuten ziehen lassen. Abseihen und über den Tag verteilt trinken.

Heidelbeeren wirken beruhigend auf den Darm und helfen bei Durchfall.

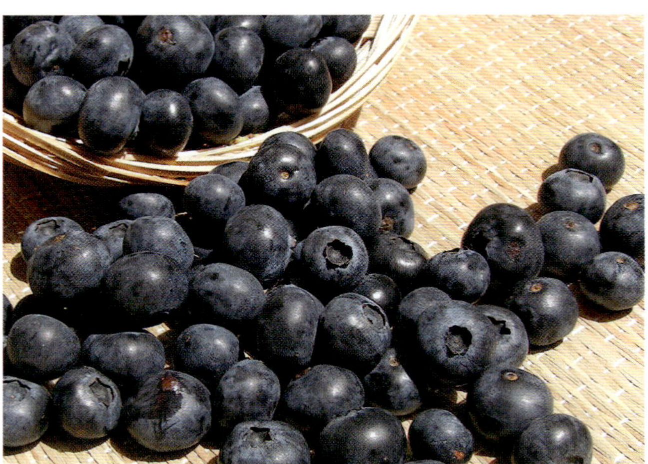

Tormentilltee: Bei Durchfall helfen auch die Gerbsäuren dieses Heilkrauts. Es wird auch Blutwurz genannt, zieht Wasser aus dem Stuhl und wirkt bakterizid. Übergießen Sie 1 Teelöffel Tormentill mit 1 Tasse kochendem Wasser, kurz ziehen lassen, dann abseihen. Trinken Sie zweimal täglich 1 Tasse.

Heidelbeertee: Heidelbeeren haben in jeder Form, frisch, getrocknet oder als Marmelade, eine beruhigende Wirkung auf den Darm und wirken Durchfall entgegen. Sie können auch einen schmackhaften Heidelbeertee zubereiten. Übergießen Sie dazu 5 Teelöffel getrocknete Heidelbeeren mit

½ Liter Wasser und bringen Sie die Flüssigkeit vorsichtig zum Sieden. Lassen Sie den Beerensud 10 Minuten köcheln, seihen Sie ihn ab und trinken Sie täglich 2 bis 3 Tassen.

Schwarze Johannisbeeren: Neben den Heidelbeeren gehören sie zu den wirksamsten Heilmitteln gegen Durchfall. Das liegt an den Gerbsäuren, die in Verbindung mit dem schwarzen Farbstoff die gereizte Darmschleimhaut beruhigen. Darüber hinaus stärkt der hohe Vitamin-C-Gehalt der Johannisbeeren das Immunsystem.

Apfelschnitze: Frischer geriebener Apfel enthält Pektine, die Giftstoffe und Flüssigkeit binden und ausleiten. Vergessen Sie nicht, sehr viel zu trinken!

Wann Sie zum Arzt sollten

Eine leichte Diarrhoe ist nicht weiter besorgniserregend. Bei Durchfall jedoch, der länger als drei Tage anhält, an Ausprägung zunimmt und von anderen Symptomen begleitet ist, sollten Sie sicherheitshalber einen Arzt konsultieren.

Wie Sie vorbeugen können

- Leiden Sie unter eine Nahrungsmittelunverträglichkeit, sollten Sie das betreffende Lebensmittel meiden.
- Ernähren Sie sich ballaststoffreich mit Obst, Gemüse und Getreideprodukten, welche die Verdauung fördern.
- Durchfall tritt häufig im Urlaub auf. Achten Sie daher in fremden Ländern besonders darauf, Hygienevorkehrungen zu treffen und zum Beispiel kein ungewaschenes Obst zu verzehren oder Mineralwasser nur aus steril abgefüllten und verschlossenen Behältern zu trinken.

Erbrechen

Erbrechen ist häufig die Folge eines Magen-Darm-Infektes durch Krankheitserreger oder durch Reizung, wenn verdorbene Speisen verzehrt wurden. Auch Nahrungsmittelunverträglichkeiten können eine Ursache sein. Darüber hinaus sind Stress, Überlastung und eine unausgewogene Ernährungsweise Auslöser. Typisch ist auch Erbrechen als Folge einer Reisekrankheit. Darüber hinaus ist es ein verbreitetes Symptom in der Schwangerschaft.
Häufig besteht zunächst Übelkeit, nach einiger Zeit folgt dann das Erbrechen von Mageninhalt.

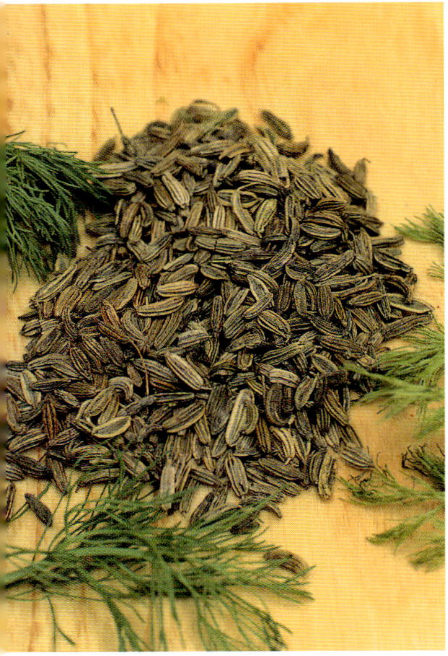

Fenchelsamen sind reich an ätherischen Ölen, welche die Magenschleimhaut beruhigen.

Was Sie tun können

Magentee: Zur Beruhigung der gereizten Magenschleimhaut und Verminderung von Übelkeit und Brechreiz hat sich eine Teemischung aus Kamille, Melisse und Pfefferminztee bewährt. Mischen Sie je 20 Gramm Kamillenblüten, Melisse- und Pfefferminzblätter. 1 gehäuften Teelöffel der Mischung mit 150 Milliliter siedendem Wasser übergießen, 10 Minuten ziehen lassen, abseihen. Trinken Sie mehrmals am Tag 1 Tasse des frisch zubereiteten Tees.

Fenchelsamen: 1 Teelöffel zerdrückte Fenchelfrüchte und ¼ Liter Wasser aufkochen und 10 Minuten ziehen lassen, dann abseihen. Das ätherische Öl beruhigt die Magenschleimhaut.

Schleimhautschutz: Nach der Akutphase legen sich »Schleimdrogen« wie Eibisch oder Isländisch Moos wie ein Schutzfilm über die strapazierte Schleimhaut und wirken regenerierend.

Warmer Kamillenwickel: Durch die angenehme Wärme werden Beschwerden wie Übelkeit und Erbrechen gemildert, da sich der Magen beruhigt. Tauchen Sie ein in Längsrichtung zwei- oder dreifach gefaltetes größeres Handtuch in warmen Kamillentee und legen Sie es auf den Bauch. Darüber breiten Sie ein Leinentuch und befestigen es mit einem Wollschal. Um die Wirkung zu steigern, können Sie noch eine Wärmflasche auflegen. Lassen Sie den Wickel ungefähr 15 Minuten einwirken und wiederholen Sie die Prozedur gegebenenfalls.

Wann Sie zum Arzt sollten

Bei heftigem, anhaltendem Erbrechen besteht die Gefahr von hohem Flüssigkeitsverlust und einer Elektrolytstörung. Suchen Sie dann unbedingt einen Arzt auf! Bei Erbrechen in der Schwangerschaft sollte der Frauenarzt oder die Hebamme konsultiert werden.

Wie Sie vorbeugen können

- Essen Sie besser kleinere Portionen einer gut bekömmlichen Kost.
- Seien Sie vorsichtig mit Genussmitteln wie Kaffee und Alkohol.
- Achten Sie im Urlaub besonders auf die Einhaltung von Hygieneregeln.
- Trinken Sie in Ländern wie Indien, Ägypten oder Marokko Wasser nur aus steril abgefüllten und verschlossenen Behältern. Essen Sie statt Rohkost und Salat eher gekochte Speisen.

Reisekrankheit

Die Reisekrankheit ist auf eine erhöhte Empfindlichkeit des Gleichgewichtsorgans gegenüber Bewegungsreizen zurückzuführen. Eine vermehrte Ausschüttung der Stresshormone Adrenalin und Noradrenalin sind die Folge, was zu den typischen Symptomen führt. Am häufigsten kommt es bei längeren Auto- oder Schifffahrten zur Reisekrankheit, aber auch beim Fliegen. Kinder sind wesentlich häufiger betroffen als Erwachsene.
Charakteristisch sind außerdem Müdigkeit, Blässe, Schwindel, Gähnreiz und ein flaues Gefühl in der Magengrube sowie Übelkeit bis hin zu Erbrechen.

Was Sie tun können

Spargelpulver: Es lindert den Brechreiz und dämpft die Magenübersäuerung. 1 Gramm des Pulvers aus der Apotheke in einer Tasse lauwarmem Wasser auflösen und schluckweise trinken.

Zimtrinden-Tee: 1 Teelöffel der Rinde mit 150 Milliliter kochendem Wasser übergießen, 10 Minuten ziehen lassen, abseihen. Trinken Sie 1 Tasse vor dem Essen.

Zimt ist ein wirkungsvolles Mittel gegen reisebedingte Übelkeit.

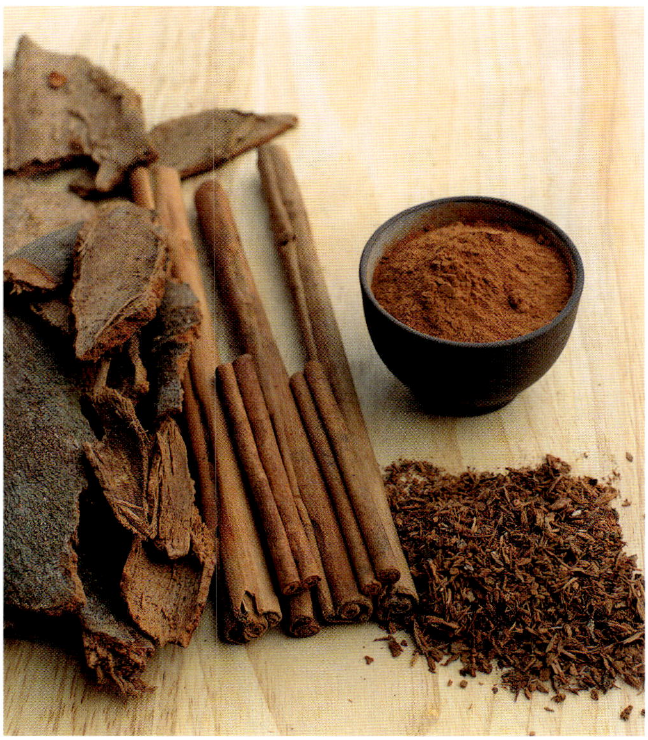

Ingwer: Kauen Sie länger auf einer Ingwerwurzel. Sie ist sehr gut wirksam gegen Übelkeit und Verdauungsstörungen aller Art.

Aromaöle: Ein Riechfläschchen mit Pfefferminz-, Basilikum- oder Lemongrasöl lindert Übelkeit.

Wann Sie zum Arzt sollten

Wenn sich die Reisekrankheit durch Selbsthilfe-Maßnahmen nicht bessert, sollten Sie Ihren Arzt um Rat fragen.

Wie Sie vorbeugen können

- Nehmen Sie vor der Fahrt nur kleine Mahlzeiten zu sich und keine reizenden, Magensäure aktivierenden Stoffe wie Kaffee oder Alkohol.

- Suchen Sie sich einen Platz, wo die Bewegungen am wenigsten zu spüren sind: im Flugzeug im Bereich der Tragflächen, auf dem Schiff in der Mitte und im Auto vorne.
- Bei Schiffsreisen am besten an Deck bleiben und einen Punkt in der Ferne fixieren.

Reizdarm

Bitte lesen Sie auch unter Bauchschmerzen (Seite 96 ff.), Durchfall (Seite 100 f.), Verstopfung (Seite 106 f.)

Das Reizdarmsyndrom, auch RDS oder Colon irritabile genannt, ist eine weit verbreitete Verdauungskrankheit. Frauen sind häufiger betroffen als Männer. Neben Umwelteinflüssen und dem Lebensstil scheinen genetische Faktoren eine Rolle zu spielen. Außerdem wirken sich psychische Faktoren wie Stress, Nervosität, Angst oder Kummer auf die Verdauung aus.

Ein Reizdarm ruft Bauchschmerzen, Völlegefühl und allgemeines Unwohlsein hervor. Besonders unangenehm sind die Blähungen. Mitunter kommt es abwechselnd zu Durchfällen und Verstopfung.

Johanniskraut ist als natürliches Beruhigungsmittel altbewährt und hilft auch bei nervösen Verdauungsbeschwerden.

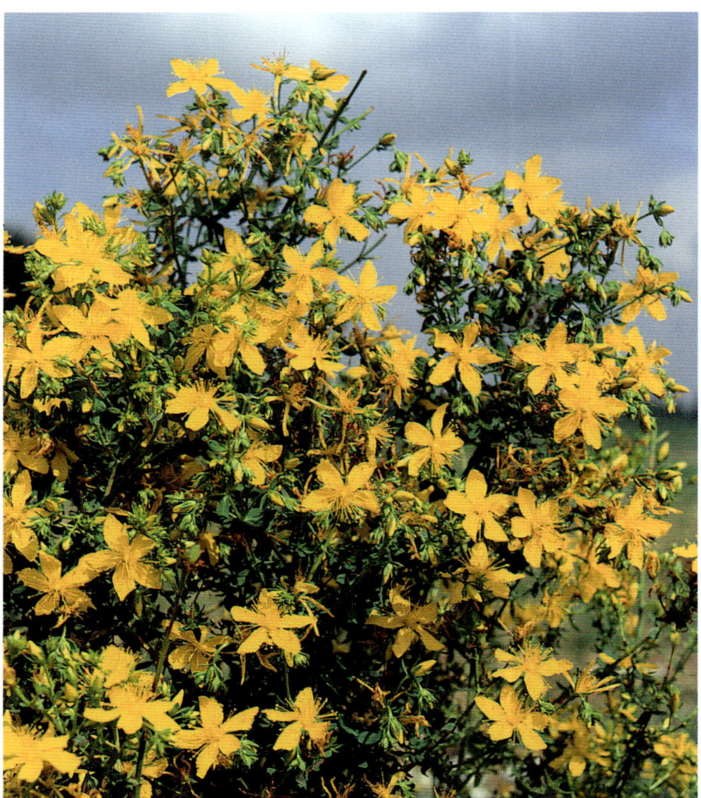

Was Sie tun können

Johanniskrautextrakt: Der Extrakt aus der Apotheke beruhigt und gleicht das vegetative Nervensystem aus. So hilft er gegen nervöse Darmbeschwerden.

Bauchmassage: Massieren Sie Ihren Bauch im Uhrzeigersinn sanft kreisend mit einem beruhigenden Aromaöl wie Lavendel oder Melisse. Vermischen Sie einige Tropfen des Öls beispielsweise mit süßem Mandelöl.

Kurkuma: Das Gewürz wirkt mild verdauungsfördernd und wird vor allem in der chinesischen und altindischen Heilkunde zur Darmregulierung und zur Verfeinerung von Speisen empfohlen.

Wann Sie zum Arzt sollten

Anhaltende Beschwerden und zusätzliche Symptome wie Fieber, Übelkeit oder Erbrechen sollten Sie ärztlich abklären lassen.

Wie Sie vorbeugen können

- Gönnen Sie sich öfter Pausen und machen Sie Entspannungsübungen wie Autogenes Training (ab Seite 50).
- Nehmen Sie milde Kost mit gedünstetem Gemüse und etwas Obst, leichten Salaten und reichlich Milchprodukten zu sich. Wenig mageres Fleisch und magerer Fisch dürfen auch auf Ihrem Speisezettel stehen. Essen Sie nicht zu fett und nicht zu süß; um Genussmittel wie Alkohol, Kaffee und Nikotin sollten Sie einen großen Bogen machen.

Sodbrennen

Sodbrennen entsteht durch den Rückfluss von saurem Magensaft aus dem Magen in die Speiseröhre. In der medizinischen Fachsprache wird dieses Phänomen Reflux genannt. Ursache ist oft eine unausgewogene Ernährungsweise mit zu reichlichem und zu schwerem Essen. Doch auch Stress, eine angeborene Überfunktion der Säure produzierenden Drüsen in den Magenwänden oder eine Funktionsstörung (Insuffizienz) des Schließmuskels am Übergang von der Speiseröhre zum Magen können Sodbrennen auslösen.

Die Betroffenen spüren einen brennenden Schmerz hinter dem Brustbein. Unangenehm ist das saure Aufstoßen, vor allem nach deftigem, schwerem Essen. Mitunter kommt es auch zu Völlegefühl und Übelkeit.

Was Sie tun können

Enzian-Heilerde-Tee: Enzian mäßigt die Säureproduktion der Magenwände. Auch Heilerde bindet überschüssige Säure und besänftigt den Magen. Erhitzen Sie 1 Teelöffel Enzianwurzel mit ¼ Liter Wasser. Einige Minuten kochen lassen, dann abseihen. Trinken Sie den Tee zweimal täglich mit ½ Teelöffel Heilerde vermischt.

Kartoffelsaft: Der Saft von rohen Kartoffeln wirkt stark basisch und beruhigt einen übersäuerten Magen. Sie können diesen Saft fertig im Reformhaus kaufen oder auch selbst herstellen, indem Sie rohe und bereits geschälte Kartoffeln aus Bioanbau durch die Saftpresse pressen.

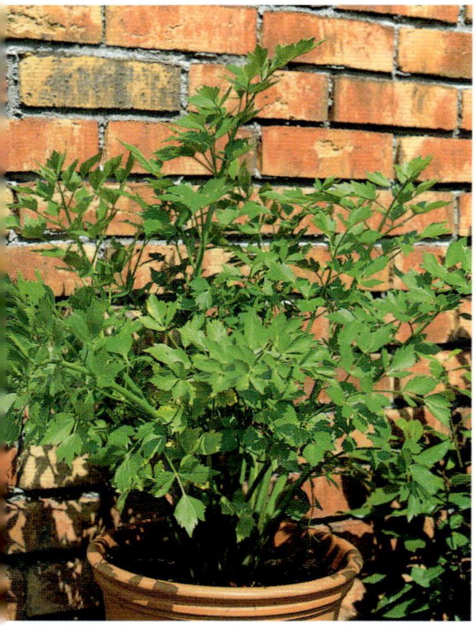

Sodbrennen kann durch das schmackhafte Küchenkraut Liebstöckel gelindert werden.

Liebstöckel: Die Kräutertherapie nach Pfarrer Kneipp empfiehlt bei Sodbrennen Liebstöckel als Küchenkraut für Gemüse und Eintöpfe oder in Form von Tee. Kochen Sie 2 gestrichene Teelöffel des Krauts mit ¼ Liter Wasser auf und seihen Sie die Blätter gleich danach ab. 2 Tassen am Tag sind ausreichend.

Wann Sie zum Arzt sollten

Chronisches Sodbrennen mit stärkeren Beschwerden bedarf einer ärztlichen Abklärung.

Wie Sie vorbeugen können

- Essen Sie langsam und in kleinen Portionen.
- Kauen Sie die Nahrung gut und trinken Sie nach dem Essen reichlich Wasser oder Tee. Meiden Sie Kaffee, Alkohol und Zigaretten.

Verstopfung

Verstopfung heißt in der medizinischen Fachsprache Obstipation. Das Verdauungsproblem ist nur selten auf krankhafte Veränderungen im Darm zurückzuführen. Sehr viel häufiger entsteht eine Verstopfung aufgrund seelischer Faktoren, falscher Lebens- und Ernährungsgewohnheiten sowie durch Einnahme bestimmter Medikamente. Frauen sind häufiger von Obstipation betroffen als Männer, was mit hormonellen Einflüssen zusammenhängt. In der Schwangerschaft kommt Verstopfung sehr oft vor.
Typische Symptome sind eine seltene und unregelmäßige Darmentleerung, Völlegefühl, Blähungen und Bauchschmerzen. Der Stuhl ist oft hart und trocken.

Was Sie tun können

Weizenkleie und Leinsamen: Kleie aus Hafer oder Weizen, die vor der Einnahme mit etwas Wasser zum Quellen gebracht wird, regt durch ihren hohen Ballaststoffanteil die Verdauung auf natürliche Weise an.

Leinsamen: Ebenso hilft geschroteter Leinsamen einem trägen Darm auf die Sprünge. Verzehren Sie beides am besten zusammen mit Milchprodukten wie Joghurt, Sauermilch oder Kefir.

Sauerkrautsaft: Sauerkraut ist durch seine milchsaure Gärung von großem Nutzen für die Darmgesundheit. Trinken Sie morgens vor dem Frühstück 1 kleines Glas Sauerkrautsaft.

Sanfte Bauchmassage: Legen Sie die linke über die rechte Hand und massieren Sie auf diese Weise die Bauchdecke mit sanftem Druck durch kreisförmige Bewegungen.

Wann Sie zum Arzt sollten

Wenn die Verstopfung über mehrere Wochen anhält und Sie sich dadurch in Ihrem Wohlbefinden beeinträchtigt fühlen, sollten Sie den Arzt konsultieren.

Wie Sie vorbeugen können

- Trinken Sie mindestens drei Liter Wasser und Kräutertee täglich. Empfehlenswert ist ein Glas Wasser gleich morgens auf nüchternen Magen. Auch Pflaumensaft aktiviert die Darmtätigkeit.
- Verzichten Sie weitgehend auf Süßes und auf Weißmehlprodukte. Besser sind reichliche Milchprodukte sowie Gemüse und Salat.
- Trockenobst wie Backpflaumen, Feigen, Aprikosen, Datteln und auch Rosinen regen die Verdauung an.

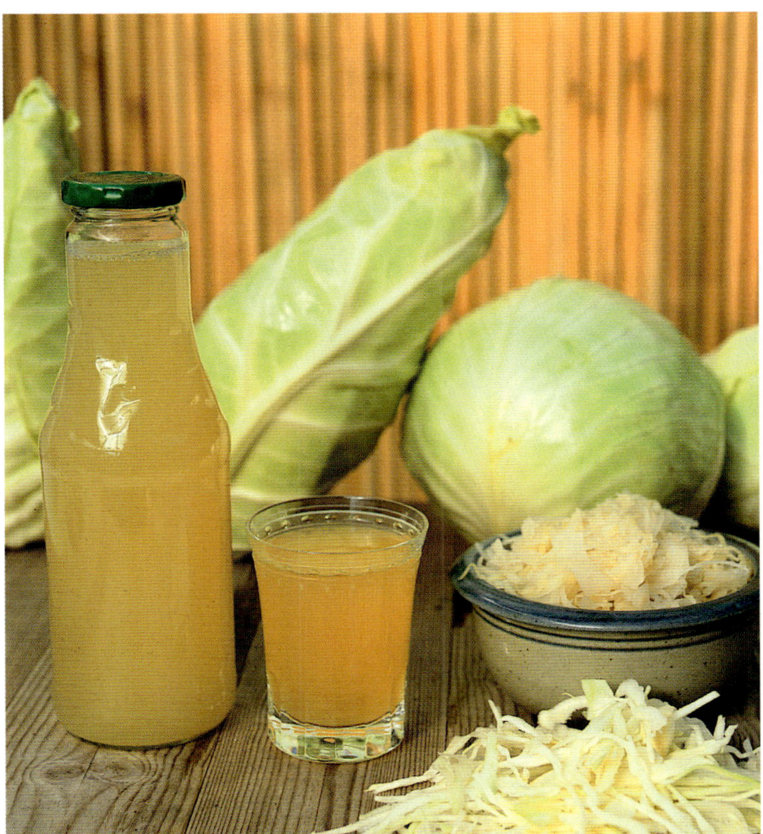

Sauerkrautsaft bringt den Darm in Schwung und hilft gegen Verstopfung.

Harnwege und Geschlechtsorgane

Harnwegsinfekt

Ein Harnwegsinfekt entsteht durch eine entzündliche Reizung im Bereich von Harnröhre und Blase. Selten kann der Infekt auch in die Nieren aufsteigen. Häufig wird ein Harnwegsinfekt durch Krankheitserreger wie Viren oder Bakterien ausgelöst, die von außen über die Harnröhre in die Blase eindringen und zuweilen auch bis ins Nierenbecken aufsteigen können. Eine der typischen Ursachen für einen Harnwegsinfekt ist Unterkühlung, beispielsweise wenn man im Schwimmbad längere Zeit mit nasser Badehose herumläuft oder auf kaltem Untergrund sitzt. Andere Ursachen, wie organische Veränderungen im Harntrakt (etwa eine Harnröhrenverengung), kommen selten in Betracht.
Schmerzen und Brennen beim Wasserlassen sind die typischen Zeichen eines Harnwegsinfektes. Der Infekt kann von Fieber begleitet sein. Nicht selten verändert sich auch der Urin durch den Entzündungsprozess, er wird trüb, riecht auffällig und enthält manchmal sogar Beimengungen von Blut, das von der gereizten Blasen- und Harnröhrenschleimhaut stammt.

Was Sie tun können

Blasen- und Nierentee: Dieser Tee wirkt harntreibend und hilft auf diese Weise, Krankheitserreger schneller aus dem Harntrakt zu spülen. Außerdem hat er einen entkrampfenden und entzündungshemmenden Effekt. Mischen Sie je 20 Gramm Bärentraubenblätter, Queckenwurzelstock, Birkenblätter, Goldrutenkraut, Hauhechelwurzel und Süßholzwurzel. 2 Teelöffel der Mischung mit ca. 150 Milliliter siedendem Wasser übergießen und zugedeckt ungefähr 10 Minuten ziehen lassen. Sie können drei- bis viermal täglich 1 Tasse des frisch zubereiteten Tees trinken.

Brunnenkresse: In der chinesischen Heilkunde, aber auch bei uns gilt Brunnenkresse als wirksames Mittel gegen Harnwegsinfekte, da sie harntreibende und blutreinigende Inhaltsstoffe enthält. Verzehren Sie Brunnenkresse am besten zusammen mit frischen Blattsalaten.

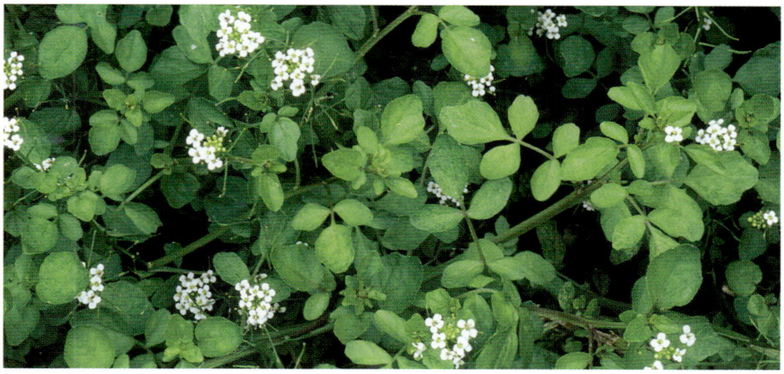

Brunnenkresse ist nicht nur sehr würzig, sondern hilft als sanft harntreibendes Mittel auch bei entzündlichen Reizungen der Harnwege.

Heublumensack: Diese altbewährte Anwendung lindert durch die angenehme Wärme die krampfartigen Beschwerden und beruhigt die gereizte Schleimhaut in Blase und Harnwegen.
Ein Heublumensäckchen aus der Apotheke dazu mit kochendem Wasser übergießen und 15 Minuten lang zugedeckt ziehen lassen, damit die flüchtigen Wirkstoffe nicht entweichen können. Dann das Säckchen zwischen zwei Brettern mehrmals kräftig auspressen und in ein Tuch einschlagen. Legen Sie den Heublumensack auf Ihren Unterbauch und umwickeln Sie ihn mit einem Wolltuch. Etwa ½ bis 1 Stunde liegen lassen.

Heublumenbad: Auch diese Anwendung lindert wirkungsvoll die Beschwerden. 400 Gramm Heublumen in 5 Liter Wasser 15 Minuten lang auskochen, dann abseihen. Den Extrakt in ein Vollbad von ca. 38 °C gießen und 10 bis 15 Minuten darin baden. Halten Sie danach Bettruhe.

Kartoffelauflage: Kochen Sie 3 Kilogramm Pellkartoffeln mit Schale und zerdrücken Sie sie. Den Brei in ein Leintuch einschlagen und so heiß wie möglich auf die Blasengegend legen.

Wann Sie zum Arzt sollten

Ziehen Sie einen Arzt zu Rate, am besten einen Urologen, wenn Sie stärkere Schmerzen und Krämpfe in der Blasengegend haben. Schmerzen in der Nierenregion könnten auf eine aszendierende, das heißt aus Blase und Harnröhre aufsteigende Infektion hinweisen. Ärztliche Hilfe brauchen Sie außerdem, wenn Ihr Urin auffällig verfärbt ist oder sogar deutlich Blut aufweist. Gehen Sie auch zum Arzt, wenn Sie Fieber, Kopfschmerzen oder sonstige Beschwerden wie Übelkeit und Erbrechen haben.

Wie Sie vorbeugen können

- Halten Sie Ihren Unterleib und die Nierenregion stets warm.
- Wechseln Sie nach dem Schwimmen nasse Badekleidung sofort.
- Trinken Sie viel, am besten Wasser, verdünnte Säfte und ungesüßte Kräutertees.

Menstruationsbeschwerden

Probleme mit der Menstruation lassen sich im Wesentlichen in drei Bereiche teilen:

- Periodenschmerzen
- Unregelmäßige Periodenblutung
- PMS (Prämenstruelles Syndrom)

Selten verbergen sich gravierende Störungen dahinter. Meistens sind die Beschwerden auf harmlose Ursachen wie eine vorübergehende körperliche oder seelische Belastung, Stress oder eine unausgeglichene Lebens- und Ernährungsweise zurückzuführen. Auch Partnerkonflikte können bei Frauen zu Zyklusproblemen führen. Charakteristisch sind krampfartige Unterleibsschmerzen, die in den Rücken oder in die Beine ausstrahlen können. Spannungsgefühl in den Brüsten, Wasseransammlungen im Gewebe (Ödeme), Blähungen, Verstopfung, Kopfschmerzen, Stimmungsschwankungen, Müdigkeit, Konzentrationsschwierigkeiten und allgemeines Unwohlsein sind typisch für das PMS. Bei unregelmäßiger Periode ist der Zyklus verkürzt (weniger als 26 Tage) oder verlängert (mehr als 31 Tage).

Hopfenblüten enthalten zahlreiche Inhaltstoffe, die beruhigend und hormonregulierend wirken.

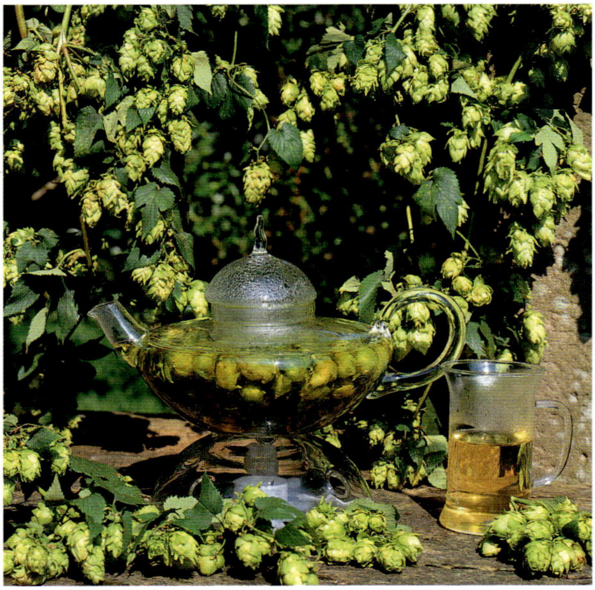

Was Sie tun können

Kräutertee bei schmerzhafter Regel: Schafgarbe lindert Krämpfe, Kamille beruhigt, Hopfenblüten regen den Zyklus an und Kümmel lindert die Beschwerden im Unterleib. Mischen Sie je 25 Gramm Schafgarbenkraut, Kamillenblüten, Hopfenblüten und zerstoßene Kümmelkörner. Bewahren Sie die Kräuter in einer luftdicht abgeschlossenen Dose auf. 2 Teelöffel der Heilkräuter in 150 Milliliter siedendes Wasser geben, 15 Minuten ziehen lassen und abseihen. Trinken Sie etwa eine Woche vor Beginn der Periode 3 Tassen dieses Tees täglich bis zum Ende der Blutung, bei Bedarf auch länger.

Mönchspfeffer: *Vitex agnus castus* ist eine der hilfreichsten Heilpflanzen gegen prämenstruelle Beschwerden oder zu starke Periodenblutungen. Die Inhaltsstoffe wirken regulierend auf die weiblichen Sexualhormone Östrogen und Gestagen. Das Präparat gibt es in Tablettenform in der Apotheke und entfaltet seine volle Wirkung erst nach längerer Einnahme.

Nachtkerzen- und Borretschöl: Ursache des PMS kann unter anderem ein Mangel an Gamma-Linolensäure sein. Sie ist im Öl der Nachtkerzen- und Borretschsamen reichlich enthalten und fördert die Bildung von Prostaglandin E1, das als Prolaktinantagonist eine entscheidende Rolle bei der Regulation des weiblichen Zyklus spielt. Das Öl gibt es im Reformhaus oder in der Apotheke zu kaufen und sollte langfristig eingenommen werden.

Bauchmassage: Eine sanfte Aromamassage mit entkrampfenden Ölen bringt Entspannung und Erleichterung während der kritischen Tage. Als Basis können Sie reines Jojobaöl oder Mandelöl verwenden. Vermischen Sie dieses mit ein paar Tropfen Melissenöl und massieren Sie Ihren Bauch in sanft kreisenden Bewegungen damit.

Wann Sie zum Arzt sollten

Wenn Schmerzen, Zyklusunregelmäßigkeiten oder andere Beschwerden ausgeprägt sind oder über mehrere Wochen anhalten, sollten Sie Ihren Frauenarzt aufsuchen.

Wie Sie vorbeugen können

- Treiben Sie regelmäßig Ausdauersport. So bleibt Ihr Körper locker und in Bewegung. Ihr Stoffwechsel wird angeregt und Sie durchleben die Phasen des Zyklus beschwerdefreier. Von Leistungs- oder Extremsport ist allerdings abzuraten.
- Entspannungsmethoden wie Autogenes Training, Progressive Muskelrelaxation nach Jacobson (siehe ab Seite 49) oder Meditation bringen Sie psychisch und damit auch hormonell ins Gleichgewicht.

Prostataprobleme

Im höheren Lebensalter entwickeln viele Männer eine gutartige Prostatavergrößerung. In vielen Fällen bleibt diese Veränderung über Jahre ohne Folgen. Bei zunehmender Vergrößerung kann es jedoch zu einer Einengung der Harnröhre und zu Problemen beim Wasserlassen kommen.

Aufgrund der Abflussbehinderung des Urins ist der Harnstrahl abgeschwächt. Wird die Blase durch Rückstau von Urin gereizt, kann das Wasserlassen mit einem Brennen verbunden sein. Typischerweise müssen Betroffene auch nachts öfter auf die Toilette gehen.

Was Sie tun können

Kürbiskerne: Sie enthalten als Wirkstoff die sogenannten Phytosterine. Diese stärken die Blasenfunktion und beugen einer Prostatavergrößerung vor. Außerdem lindern Kürbiskerne Entzündungen und erhöhen den Harndrang. Nehmen Sie möglichst 2 bis 3 Esslöffel Kürbiskerne täglich zu sich und verwenden Sie Kürbiskernöl in der Küche. Es gibt außerdem wirkungsvolle Präparate aus der Apotheke.

Grüner Tee: Trinken Sie dreimal täglich eine Tasse dieses koffeinhaltigen Getränks. Es erhöht die Harnausscheidung und stärkt die Blase. Der asiatische Tee enthält sogar Substanzen, die vor Krebs schützen können.

Kamillen-Sitzbäder: Kamillenöl wirkt lindernd und beruhigend bei Prostatabeschwerden. Mischen Sie etwa 8 Tropfen Kamillenöl mit 2 Esslöffeln süßem Mandelöl und geben Sie das Ganze in die Sitzwanne. Baden Sie bei etwa 38 °C nicht länger als 20 Minuten. Danach ausruhen.

Wann Sie zum Arzt sollten

Konsultieren Sie einen Arzt, wenn Sie Schmerzen oder Brennen beim Wasserlassen verspüren. Es kann eine Entzündung vorliegen. Bei Harnverhaltung oder verstärktem Harndrang sollten Sie sich eingehend von einem Urologen untersuchen lassen.

Neben anderen Lebensmitteln sollen Walnüsse Prostataleiden vorbeugen können.

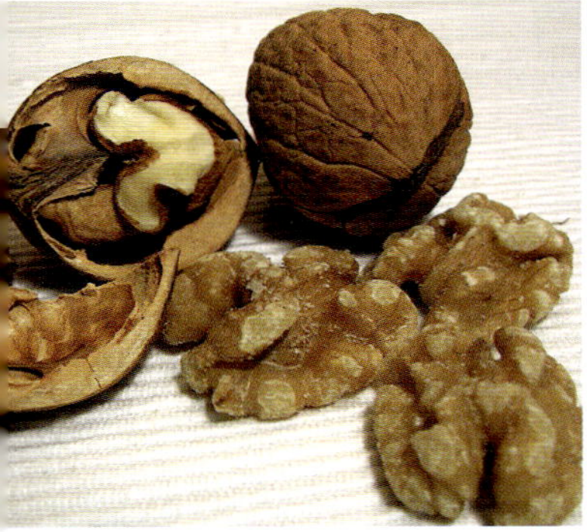

Wie Sie vorbeugen können

- Eine positive Wirkung auf die Prostata haben Lebensmittel wie Tomaten, Gurken, Äpfel, Birnen, Haselnüsse, Leinsamen, Walnüsse und Pinienkerne.
- Besprechen Sie mit dem Urologen, ob eine zusätzliche Vitamin B-Einnahme sinnvoll ist.
- Meiden Sie scharfe Speisen und Süßes. Nehmen Sie außerdem möglichst wenig tierische Fette zu sich. Fettarme und milde Nahrung wie Obst, gedünstetes Gemüse und ab und zu Rohkost ist sehr empfehlenswert.

- Trinken Sie am besten keine harntreibenden Getränke wie Bier, Alkohol oder Kaffee.
- Vermeiden Sie zu langes Sitzen und Abkühlung von unten, beispielsweise durch Sitzen auf kalten Bänken oder Steinen.

Scheidenentzündung

Eine Entzündung der Scheidenschleimhaut geht meist auf eine Infektion mit einem oder mehreren Krankheitserregern zurück. Das können zum Beispiel bestimmte Bakterien oder Pilze sein, die auch unter normalen Bedingungen in der Scheide siedeln, sich jedoch durch eine Veränderung des Scheidenmilieus so vermehren, dass sie dann eine Entzündung hervorrufen.
Die Scheidenentzündung geht meist mit Brennen und Juckreiz einher. Typisch ist ein verstärkter Ausfluss, der gelb, grau oder grünlich verfärbt ist und möglicherweise unangenehm riecht. Auch Rötungen und Schwellungen, Bläschen oder Pusteln im Scheidenbereich sind Anzeichen für eine Entzündung. Mitunter kommt es zu einer Lymphknotenschwellung in der Leistengegend, zu Fieber, Müdigkeit, Abgeschlagenheit, Unwohlsein, Bauchweh und sexueller Unlust.

Was Sie tun können

Moorbad: Moorschlamm wirkt dank seines hohen Gehalts an Schwefel und Huminsäuren antibakteriell. So heilt er Entzündungen und regeneriert die Schleimhaut. Seine Pflanzenöstrogene beeinflussen den weiblichen Zyklus positiv. Holen Sie sich aus der Apotheke ein Sitzbad mit einem Moorzusatz. Wenden Sie es nach Vorschrift an. Nach maximal 20 Minuten abduschen und in eine Decke gehüllt ausruhen.

Joghurtkur: Geben Sie abends vor dem Schlafengehen unpasteurisierten Biojoghurt mit milchsäurebildenden Bakterien wie Lactobacillus acidophilus und Lactobacillus bifidus mit einer speziellen Einführhülse (aus der Apotheke) in die Scheide. So wirken diese Bakterien über Nacht ein und lassen die Scheidenflora gesunden. Sie können auch einen Tampon mit Joghurt bestreichen und in die Vagina einführen. Werfen Sie diesen am nächsten Morgen weg.

Frauen-Heilkräutertee: Vermischen Sie 40 Gramm Kamillenblüten, 30 Gramm Frauenmantelkraut, 30 Gramm Schafgarbenkraut und 20 Gramm Weiße Taubnessel aus der Apotheke und bewahren Sie die Kräuter in einer luftdichten Dose auf. 2 Teelöffel der Kräuter in

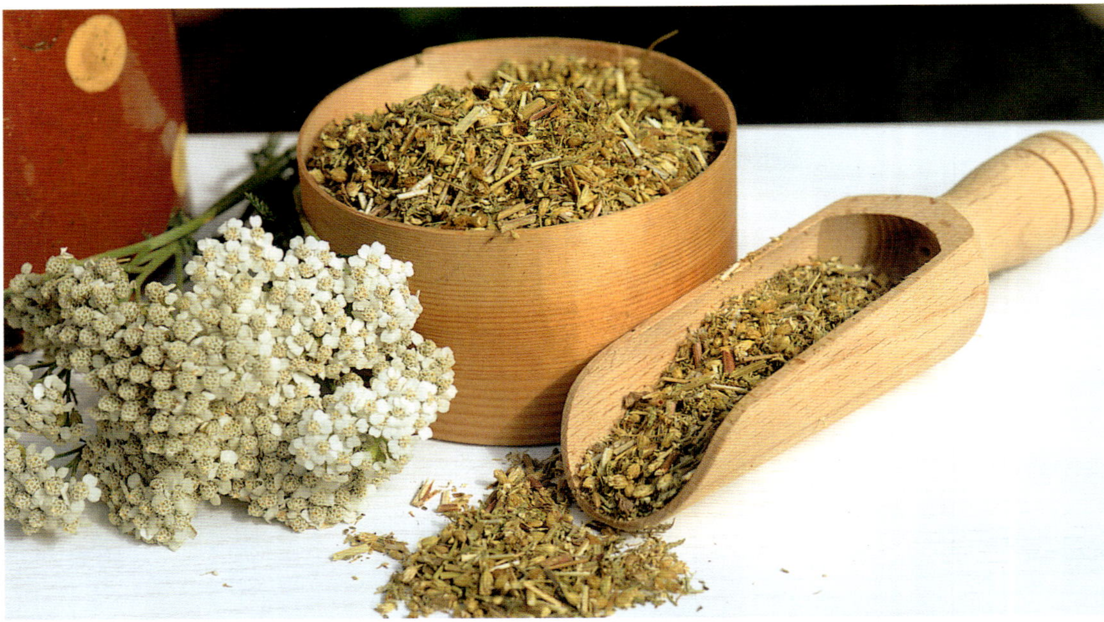

Eine Teemischung mit Schafgarbenkraut lindert entzündliche Reizungen und regeneriert die Schleimhaut in der Scheide.

eine Tasse geben und mit siedendem Wasser übergießen. Etwa 12 Minuten ziehen lassen. Trinken Sie 1 bis 2 Monate lang täglich 2 Tassen von diesem Tee, der die entzündliche Reizung lindert.

Wann Sie zum Arzt sollten

Bei ausgeprägten Symptomen wie Schmerzen im Vaginalbereich, stärkerem Ausfluss und übermäßigem Juckreiz sollten Sie unbedingt Ihren Frauenarzt konsultieren. Hinter den Beschwerden könnte sich nämlich eine sexuell übertragbare Krankheit verbergen, die durch Bakterien oder andere Krankheitserreger ausgelöst ist und einer medizinischen Behandlung bedarf. Auch, wenn leichtere Symptome nach einigen Tagen nicht von selbst verschwinden, ist es sinnvoll, beim Frauenarzt einen Termin zu machen.

Wie Sie vorbeugen können

- Benutzen Sie kein Intimspray!
- Tragen Sie am besten atmungsaktive Wäsche aus Baumwolle, meiden Sie Synthetikstoffe.
- Ernähren Sie sich ausgewogen mit reichlich frischem Obst und Gemüse sowie Milchprodukten.
- Sparen Sie, wo es möglich ist, mit Zucker. Denn Hefepilze, die Auslöser lästiger Pilzinfektionen in der Scheide, brauchen Zucker zu ihrer Vermehrung.

Haut und Nägel

Akne

Akne ist eine Hautkrankheit, die vor allem Jugendliche mit Beginn und während der Pubertät betrifft. Die genauen Ursachen sind nicht bekannt, allerdings gilt es als erwiesen, dass neben erblichen Faktoren die hormonelle Umstellung während der Pubertät einen starken Einfluss hat.

Bei der Akne verstopfen die Talgdrüsen durch Mitesser. Auf der Haut bilden sich daraufhin kleine entzündlich gerötete Knötchen. Diese können wieder normal abheilen, allerdings auch vereitern und später kleine Narben hinterlassen. Akne bildet sich vor allem im Gesicht, aber auch auf dem Rücken und am Dekolletee. An unteren Körperpartien, Beinen, Bauch und Po kommt sie nicht vor.

Was Sie tun können

Blutreinigungstee: Es gibt einige Heilpflanzen, die in der Phytotherapie (Pflanzenheilkunde) zur Reinigung des Blutes eingesetzt werden. Die innerliche Anwendung dieser Heilpflanzenmischung dient der Entschlackung und trägt auch äußerlich zu einer größeren Reinheit der Haut bei. Mischen Sie 40 Gramm Salbei, 40 Gramm Schafgarbe und 20 Gramm Zinnkraut. 1 Esslöffel mit einer Tasse Wasser aufbrühen, etwas ziehen lassen. Morgens nüchtern und abends jeweils 1 Tasse trinken.

Blaue Gesichtsmaske: Sie besteht aus einer Mischung von Kornblumenblüten (daher die blaue Farbe) und weißer Tonerde. Spezielle Inhaltsstoffe der Kornblumen und der Tonerde wirken leicht adstringierend (das heißt, sie nehmen überschüssiges Hautfett auf) und entzündungshemmend. Außerdem dämpft diese Gesichtspackung die Tätigkeit der Talgdrüsen und reguliert den Stoffwechsel in der Haut. Übergießen Sie 1 gehäuften Esslöffel getrockneter Kornblumenblüten (aus Apotheke, Drogerie oder Reformhaus) mit ¼ Liter kochendem Wasser. Auf Körperwärme abkühlen lassen und so viel

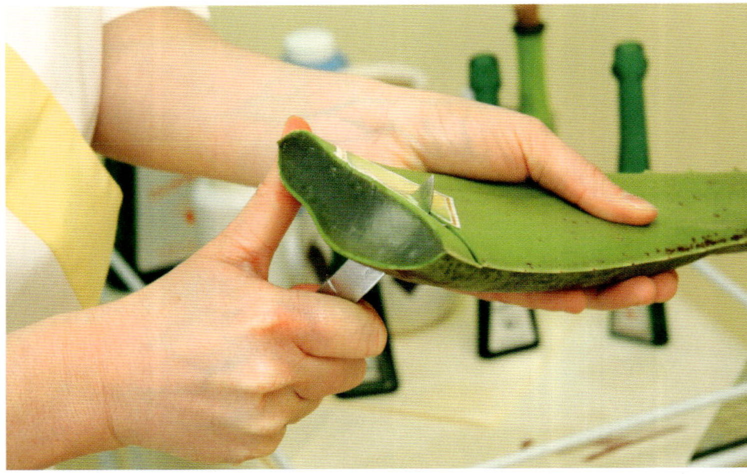

Das Gel der Aloe vera hat entzündungshemmende und hautpflegende Eigenschaften.

weißen Ton hinzugeben, bis eine streichfähige Paste entsteht. Diese Masse auf dem Gesicht und wenn nötig auf dem Dekolletee beziehungsweise Rücken verteilen. Etwa 10 bis 15 Minuten einwirken lassen, danach lauwarm abwaschen. Dreimal in der Woche wiederholen.

Aloe-vera-Gel: Das frische Blattgel der Aloe vera hat sich zur Akne-Behandlung sehr bewährt und verfügt darüber hinaus auch noch über hautpflegende Eigenschaften. Häufige Peelings mit dem Gel lassen Pickel und Pusteln abheilen und verhindern die Narbenbildung. Produkte mit Aloe vera bekommen Sie in der Apotheke.

Wann Sie zum Arzt sollten

Meistens verläuft die Akne harmlos und verschwindet nach einiger Zeit von selbst wieder. Wenn die entzündlichen Erscheinungen jedoch ausgeprägt sind und es gar zu großen eitrigen Pusteln oder Knoten kommt, sollten Sie mit Ihrem Kind zum Hautarzt gehen und weitere Maßnahmen ergreifen.

Wie Sie vorbeugen können

- Verwenden Sie keine fetten Cremes! Es gibt Hautpflegeserien, die auf die Problemhaut mit Akne abgestimmt sind. Lassen Sie sich in der Drogerie oder Apotheke beraten.
- Eine gesunde, abwechslungsreiche Mischkost mit frischem Obst und Gemüse liefert wertvolle Nähr- und Vitalstoffe, die auch für die Haut gut sind.
- Außerdem kurbelt regelmäßige Bewegung an frischer Luft den Stoffwechsel an und fördert die Durchblutung der Haut.

Bluterguss

Der Bluterguss wird lateinisch Hämatom genannt. Die »blauen Flecken« entstehen durch eine Einblutung ins Unterhautgewebe durch Quetschungen oder Prellungen, beispielsweise durch Stürze bei sportlichen Aktivitäten. Durch den Druck, der auf das entsprechende Körperareal ausgeübt wird, zerreißen kleine Kapillar-Gefäße und Blut dringt ins Gewebe ein.
Das Blut verfärbt die Haut zunächst bläulich-rot. Nach ein paar Tagen wird das Blut langsam abgebaut und die Stelle bekommt eine gelb-grüne Farbe; schließlich verschwindet der Fleck ganz. Schmerzen und ein Spannungsgefühl können in Zusammenhang mit einem Hämatom auftreten.

Was Sie tun können

Heilkräuter-Salben: In der Apotheke gibt es zahlreiche Salben, Cremes und Gele mit Extrakten aus Arnika, Ringelblume, Rosskastanie, Hamamelis und Beinwell, dem Heilkraut der römischen Krieger. Tragen Sie eine solche Salbe mehrmals täglich auf die betroffene Körperpartie auf.

Johanniskrautöl: Reiben Sie die betroffene Stelle mehrmals täglich mit dem Öl aus der Apotheke ein.

Johanniskrautöl mildert Hautschwellungen und Blutergüsse.

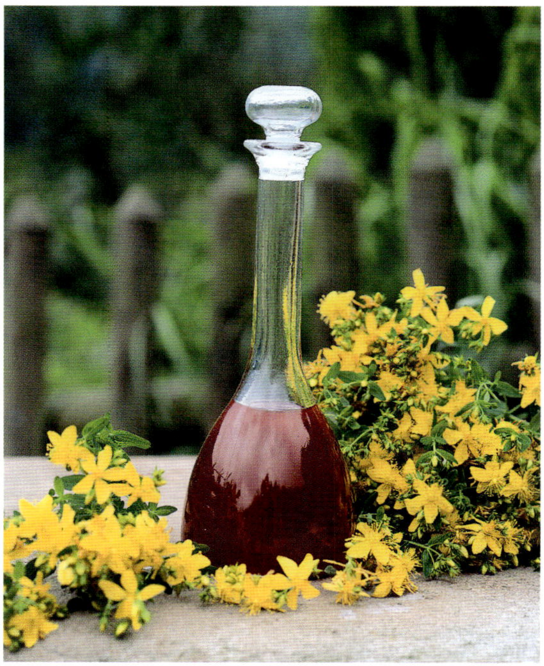

Essigumschlag: Umschläge mit Essigwasser kühlen, lassen die Schwellung zurückgehen und verschaffen so Linderung. Mischen Sie 100 Milliliter kaltes Wasser und 50 Milliliter Obstessig. Ein Tuch in der Mischung tränken und auf das Hämatom legen.

Essigsaure Tonerde: 1 Esslöffel davon (aus der Apotheke oder dem Reformhaus) mit einem Glas Wasser verrühren. Auf eine Mullkompresse geben, auf die betroffene Stelle legen und mit einem Verband locker fixieren.

Wann Sie zum Arzt sollten

Bei ausgeprägten Blutergüssen und wenn Schmerzen oder Bewegungseinschränkungen bestehen, sollten Sie sicherheitshalber einen Arzt konsultieren.

Wie Sie vorbeugen können

Achten Sie bei sich selbst und bei Ihren Kindern auf die Sicherheit, so lassen sich unnötige Verletzungen am besten vermeiden. Denken Sie zum Beispiel an den Helm beim Radfahren und an Knie-, Hand- und Ellbogenschützer beim Skaten!

Ekzeme

Bei Ekzemen handelt es sich um akute oder chronische Reizungen der Haut. Besonders häufig sind Ekzeme auf Erkrankungen wie eine Neurodermitis zurückzuführen. Diesem Hautleiden liegt eine Allergie zugrunde, zum Beispiel gegen bestimmte Nahrungsmittel. Ekzeme können aber auch durch Unverträglichkeit von Stoffen wie Metall (Nickel), Kunst- oder Klebstoffen (zum Beispiel bei künstlichen Fingernägeln), Cremes, Parfums sowie zahlreiche andere Substanzen hervorgerufen werden.
Ekzeme zeigen sich sehr facettenreich. In der Akutphase bildet sich häufig ein bläschenartiger Ausschlag, die Haut nässt und anschließend entstehen Krusten. In einer späteren Phase wird die Haut, beispielsweise bei der Neurodermitis, oft trockener, schuppiger und rissiger. An manchen Stellen bilden sich derbe Schwielen. Ekzeme gehen häufig mit starkem Juckreiz einher.

Was Sie tun können

Nachtkerzenöl: Das wertvolle Öl kann äußerlich und innerlich angewendet werden. Es hilft Ekzeme auszugleichen, die auf einen Mangel an Gamma-Linolensäure zurückzuführen sind. Nachtkerzenöl reguliert die Zusammensetzung der Hautfette und verbessert die Barrierefunktion der Haut.
Äußerliche Anwendung: Salben, Cremes oder Lotionen mit Nachtkerzenöl dämpfen die entzündliche Hautreizung. Zu bekommen in der Apotheke oder in gut sortierten Reformhäusern.
Innerliche Anwendung: Nachtkerzenöl-Kapseln helfen, das Hautbild nach längerer Einnahme zu verbessern.

Lapacho: Der Hauptwirkstoff der Pflanze, das Lapachol, stabilisiert das Immunsystem und hemmt so die Entzündungen auf der Haut. In seinem Heimatland Südamerika zählt der Lapachotee zu den bewährten Naturheilmitteln bei Neurodermitis und Schuppenflechte. Trinken Sie zur Immunstärkung 4 Wochen lang täglich ½ Liter Lapachotee über den Tag verteilt. Danach den Tee längerfristig in kleineren Mengen täglich genießen.

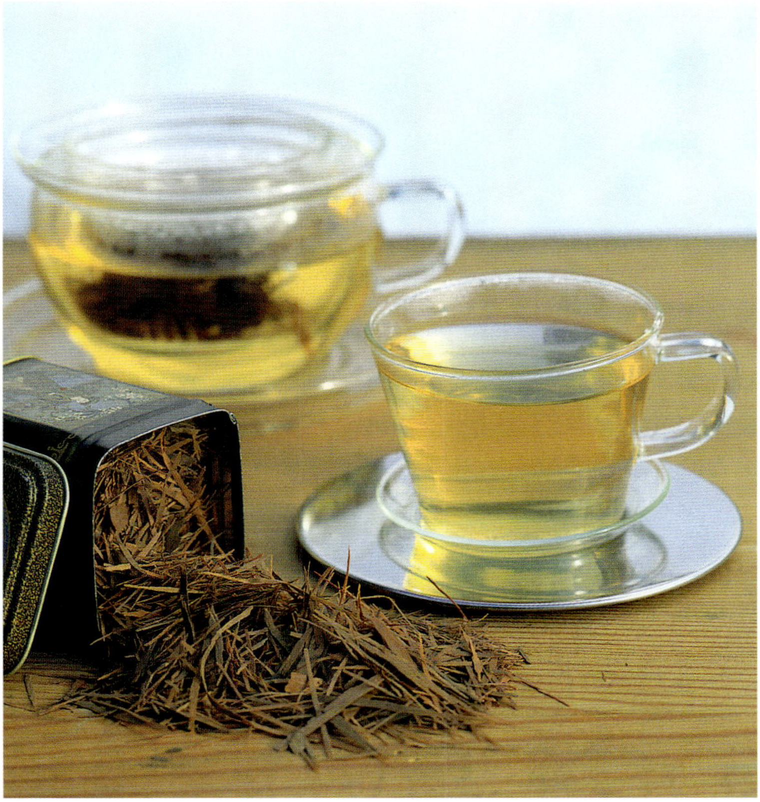

Umschläge mit warmem Lapachotee helfen gegen entzündliche Hautreizungen.

Lapacho-Umschläge: Legen Sie mit körperwarmem Lapachotee getränkte Kompressen auf wunde Stellen auf. Das bringt Linderung.

Schachtelhalmbad: Schachtelhalm ist ein bewährtes Mittel gegen Hautreizungen aller Art. Geben Sie ungefähr 1 Handvoll Schachtelhalmkraut in 2 Liter siedend heißes Wasser und lassen Sie den Sud ungefähr 15 Minuten lang ziehen. Danach abseihen und ins warme Badewasser geben. Sie können 15 bis 30 Minuten darin baden.

Kieselsäure-Gel: In der Apotheke, im Reformhaus oder in der Drogerie können Sie Kieselsäure-Gel zum Einnehmen, Spülen oder Auftragen auf die Haut kaufen. Bei juckenden Hautausschlägen die betroffenen Hautstellen mehrmals täglich mit dem Gel betupfen.

Meerwasseranwendungen: Meersalz- und Algenanwendungen (aus der Apotheke oder Drogerie) können ebenfalls juckende Hautekzeme und -ausschläge zum Abklingen bringen und das Hautbild insgesamt verbessern helfen.

Wann Sie zum Arzt sollten

Ausgeprägte oder länger anhaltende Ekzeme sollten Sie unbedingt vom Hautarzt (Dermatologen) abklären lassen, vor allem wenn die Ursache unbekannt ist. Es könnte sich möglicherweise eine Krankheit wie Neurodermitis anbahnen, die am besten rasch behandelt wird. Der Umgang mit solchen Krankheiten gehört in medizinisch kompetente Hände.

Wie Sie vorbeugen können

- Bei bekannter Unverträglichkeit auf bestimmte Nahrungsmittel oder Inhaltsstoffe in Cremes oder Parfums sollten diese nach Möglichkeit gemieden werden.
- Achten Sie, wenn Sie empfindliche, zu Ekzemen neigende Haut haben, darüber hinaus auf eine milde, hypoallergene Hautpflege ohne Konservierungs- und Parfumstoffe.

Furunkel

Bei einem Furunkel handelt es sich um eine Entzündung des Haarbalgs, in der Fachsprache Follikulitis genannt. Meist wird diese durch sogenannte Staphylokokken ausgelöst. Die Bakterien gelangen über die feinen Haarkanäle in der Haut zum Haarbalg und sammeln sich dort an.
Die Follikulitis kann – je nach Ausprägung der Entzündung – von Schmerzen im betroffenen Hautareal sowie von Fieber begleitet sein. Daneben können auch die Lymphknoten im befallenen Bereich anschwellen und Schmerzen verursachen.

Furunkel lassen sich mit einem Umschlag aus Bockshornkleesamen aufweichen.

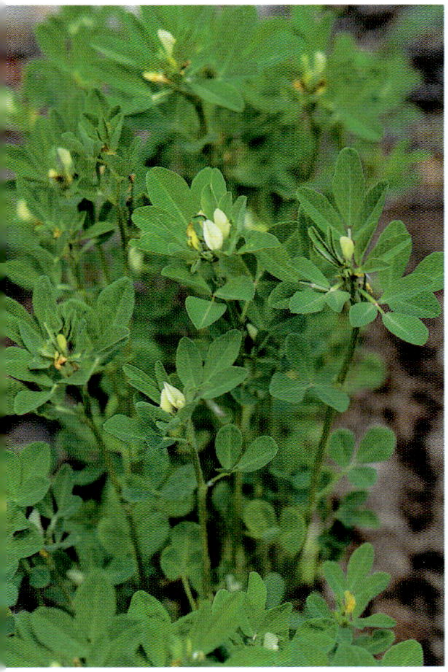

Was Sie tun können

Ringelblumensalbe: Ringelblume *(Calendula)* wirkt mild antibiotisch und stoppt so das Bakterienwachstum im Haarbalg. Auf diese Weise hat Calendula-Salbe einen entzündungshemmenden Effekt. Tragen Sie zwei- bis dreimal täglich die Salbe auf die betroffene Stelle auf.

Bockshornklee-Umschlag: Die Samen des Bockshornklees werden äußerlich ebenso wie Leinsamen zum Aufweichen von Furunkeln und Karbunkeln benutzt. Vermischen Sie 100 Gramm Bockshornkleesamen, grob gemahlen, mit wenig Wasser und verkochen Sie das Ganze zu einem Brei. Diesen dick auf eine Mullkompresse streichen und auf die betroffene Stelle legen. Mit einem Verband fixieren und drei- bis viermal täglich erneuern.

Wann Sie zum Arzt sollten

Kleinere Furunkel verursachen meist nur leichte Beschwerden. Bei schwererem Verlauf oder Entstehung eines Karbunkels (Eiterbeule) sollten Sie jedoch zum Hautarzt gehen.

Wie Sie vorbeugen können

- Wiederkehrende Furunkel beruhen oft auf einer gewissen Abwehrschwäche. *Echinacea* und *Thuja* fürs Immunsystem können helfen: Echinacea (Sonnenhut) und Thuja (Lebensbaum) stärken die Abwehrkräfte und beugen somit Entzündungen auf der Haut vor. Die Mittel gibt es in der Apotheke.
- Wichtig ist außerdem eine vitalstoffreiche Ernährung auf der Basis von frischem Obst, Gemüse, Vollkorn- und Milchprodukten.

Hühneraugen

Hühneraugen liegt eine Hornhautverdickung und -vermehrung zugrunde. Sie sind kreisrund und zwischen einem halben und einem Zentimeter groß. Hühneraugen entstehen an den Stellen, an denen über längere Zeit stärkerer Druck auf das Hautgewebe ausgeübt wird. Das ist vor allem in zu engen und zu schmal geschnittenen Schuhen der Fall. Deshalb bilden sich Hühneraugen oft direkt auf den Zehen oder an den seitlichen Partien.
Sie sind in der Regel harmlos, können aber kosmetisch störend sein und Schmerzen bereiten. In seltenen Fällen können sie sich auch entzünden.

Was Sie tun können

Kamillenfußbäder: Machen Sie mehrmals pro Woche lauwarme Fußbäder mit Kamillentinktur (aus der Apotheke). Die Hornhaut wird dadurch langsam aufgeweicht. Zudem lindert die Heilpflanze Schmerzen und Entzündungen.

Teebaumöl: Auch in Teebaumöl können Sie Füße, die schmerzende Hühneraugen haben, baden. Es erweicht die Hornhaut. Oder tupfen Sie die Hühneraugen mehrmals täglich mit einem in Teebaumöl getränkten Wattestäbchen ab. Das beugt zusätzlich Entzündungen vor.

Hauswurzkur: Die fleischigen Blätter des Hauswurzes – der botanische Name lautet *Sempervivum tectorum* – in einer Saftpresse oder einem Mörser zerquetschen. Den frischen Saft auf die Hühneraugen träufeln; außerdem noch etwas Saft auf eine Mullbinde geben und

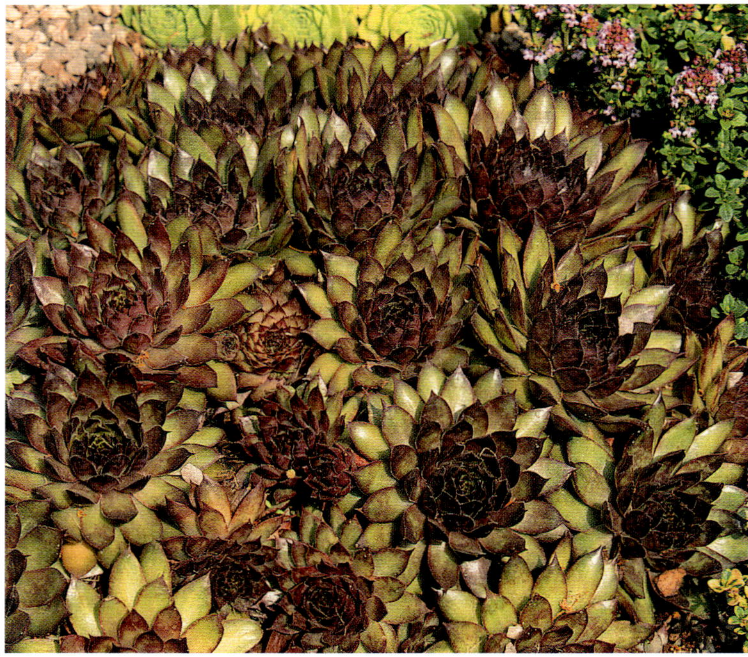

Der frische Saft von Hauswurzblättern hilft Hühneraugen zur Abheilung zu bringen.

damit das Hühnerauge umwickeln. Das Ganze über Nacht einwirken lassen; mehrmals wiederholen.

Wann Sie zum Arzt sollten

Bei stark schmerzhaften Druckschwielen oder infizierten Hühneraugen sollten Sie einen Arzt aufsuchen.

Wie Sie vorbeugen können

Achten Sie beim Schuhkauf darauf, dass die Schuhe weich sind, gut sitzen und vor allem an den kleinen Zehen nicht drücken. Ein gutes Fußbett und ein breiter Zehenbereich sind wichtig, sie sollten keinesfalls vorne spitz zulaufen.

Insektenstiche

Insektenstiche zieht man sich meist im Sommer und Frühherbst zu. Sie sind zwar lästig und manchmal auch sehr schmerzhaft, im Allgemeinen in unseren Breiten jedoch nicht gefährlich. Am häufigsten kommen Mückenstiche sowie Stiche durch Bienen und Wespen vor. Je nach Ausprägung und Verursacher des Insektenstichs treten Rötung, Schwellung, Juckreiz, Brennen und ein Spannungsgefühl der Haut auf. In seltenen Fällen kann es auch zu allergischen Reaktionen kommen.

Was Sie tun können

Zwiebel-Apfel-Auflage: Schneiden Sie von einer rohen Zwiebel und einem rohen Apfel ein paar Scheiben ab und legen Sie sie auf die Stichstelle. Diese Auflage hat einen angenehm kühlenden und schmerzlindernden Effekt, sie wirkt der Schwellung entgegen und verringert den Entzündungsprozess.

Kieselsäure-Gel: Bei Insekten- und vor allem Mückenstichen lindern auch Auflagen mit Kieselsäure-Gel (aus dem Reformhaus) den Juckreiz. Kieselerde fördert den Zellstoffwechsel und unterstützt so die Heilung. Sie hemmt die Entzündung und lindert die Rötung. Bestreichen Sie hierzu eine Mullkompresse dick mit Kieselsäure-Gel und legen Sie sie auf die betroffene Stelle. Am besten über Nacht einwirken lassen.

Kältekompressen: Kälte wirkt abschwellend und schmerzlindernd bei Insektenstichen. Geben Sie zerstoßene Eiswürfel in einen Waschlappen. Möglichst gleich nach dem Stich auf die betroffene Stelle geben und etwa 20 bis 30 Minuten liegen lassen. Nach einer Pause wiederholen.

Wann Sie zum Arzt sollten

Bei einer Allergie gegen Insektengift sollten Sie rasch einen Arzt rufen, da in manchen Fällen die allergische Reaktion sehr ausgeprägt sein und sogar einen allergischen Schock nach sich ziehen kann. Der Arzt muss dann unverzüglich ein Gegenmittel spritzen, um diese Komplikation zu verhindern. Auch bei Bienen-, Wespen- oder Hornissenstichen in Mund oder Hals müssen Sie sofort den Notarzt alarmieren. Es besteht Erstickungsgefahr!

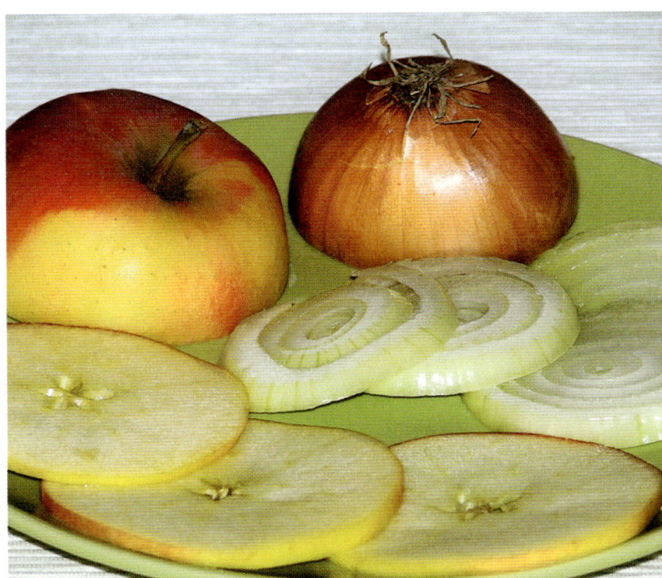

Zwiebel- und Apfelscheiben verringern die Schwellung und Rötung nach Insektenstichen.

Wie Sie vorbeugen können

- Beim Aufenthalt im Freien tragen Sie am besten luftige Kleidung mit langen Ärmeln und langen Hosen. Unbedeckte Haut schützen, beispielsweise durch Handtücher oder Seidenschals.

- Trinken Sie süße Getränke nicht direkt aus der Dose oder Flasche. Besser ist ein durchsichtiges Glas, das den Blick auf einen eventuell ungebetenen Gast freigibt.
- Im Sommer nicht barfuß über Wiesen laufen.
- Wenn Sie ins Schwitzen geraten, wechseln Sie nach Möglichkeit die Kleidung. Schweißnasser Stoff zieht vor allem Mücken und Bremsen magisch an.
- Kuchen und süße Speisen sollten Sie besser nicht draußen essen.

Nagelbettentzündung

Nagelbettentzündungen entstehen durch kleine Verletzungen an der feinen Nagelhaut, zum Beispiel beim Fingernägel schneiden oder durch Dornen. Krankheitserreger, zumeist Bakterien wie sogenannte Staphylokokken dringen durch die Verletzung in die Nagelhaut ein und breiten sich im Gewebe aus.
Zunächst bildet sich eine leichte Rötung, der seitliche Nagelfalz schwillt an und beginnt zu schmerzen. Wenn die Entzündung rasch fortschreitet, kann sich auch Eiter ansammeln und durch ein gelblich-weißes Knötchen nach außen sichtbar werden.

Was Sie tun können

Calendula-Creme: Die Ringelblume *(Calendula)* enthält zahlreiche Inhaltsstoffe, welche die Entzündung im Gewebe bremsen und die Wundheilung fördern. Sie können Calendula-Präparate entweder in der Apotheke kaufen oder auch selbst herstellen. Nehmen Sie dazu eine neutrale Glycerin-Handcreme oder Babycreme und mischen Sie

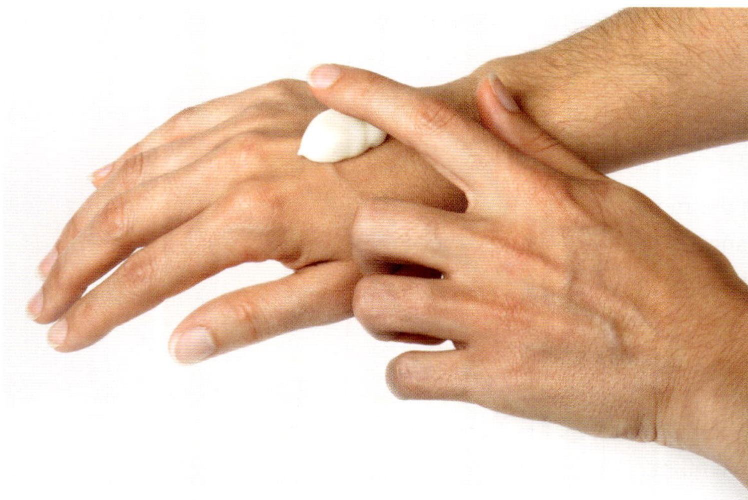

Ringelblumencreme pflegt die Hände und beugt auch Nagelbettentzündungen vor.

einige Tropfen konzentriertes Calendula-Öl darunter. Die Creme mehrmals täglich auf die betroffene Stelle auftragen.

Eichenrinden-Fingerbad: Eichenrinde enthält entzündungshemmende und schmerzlindernde Inhaltstoffe. Übergießen Sie 2 Teelöffel Eichenrinde mit ¼ Liter kochendem Wasser. 10 Minuten ziehen lassen, abseihen und etwas abkühlen lassen. Dann in eine kleine Schale gießen. Sie können Ihre Fingerspitzen ungefähr 15 Minuten darin baden. Diese Anwendung kann zwei- bis dreimal am Tag wiederholt werden.

Sesamsamen-Abkochung: Vor allem in der alten chinesischen Heilkunde wird Sesamsamen wirksam gegen entzündliche Prozesse eingesetzt. Kochen Sie ungefähr 5 Gramm Sesamsamen in 2 Liter Wasser so lange, bis nur etwa ½ Liter übrig ist. Den Sud abkühlen lassen. Sie können Ihre Hände ungefähr 10 bis 15 Minuten darin baden.

Wann Sie zum Arzt sollten

Wenn die Entzündung stark ausgeprägt ist und droht, sich weiter im Gewebe auszubreiten, sollten Sie möglichst bald den Hautarzt konsultieren. Er muss dann entscheiden, ob gegebenenfalls eine Behandlung mit Antibiotika als örtlich anzuwendende keimtötende Salbe für einige Tage angezeigt ist.

Wie Sie vorbeugen können

Oft entsteht eine Nagelbettentzündung durch falsche Maniküre. Seien Sie beim Nägelschneiden vorsichtig, arbeiten Sie nur mit einer speziellen Nageschere oder einem Nagelklipper, und schneiden Sie keinesfalls die Nagelhaut mit der Schere.

Nesselsucht

In der medizinischen Fachsprache wird die Nesselsucht Urtikaria genannt. Es handelt sich hierbei um eine akute Hautreaktion aufgrund einer Allergie beziehungsweise Unverträglichkeit auf bestimmte Substanzen wie Nahrungsmittel, Kosmetika, Pollen, Insektengifte oder Medikamente.

Typisch für die Urtikaria ist ein Hautausschlag, der sich innerhalb kürzester Zeit bildet und mit heftig juckenden Bläschen und Quaddeln einhergeht. In ausgeprägteren Fällen bilden sich sogenannte Ödeme, Wassereinlagerungen im Gewebe.

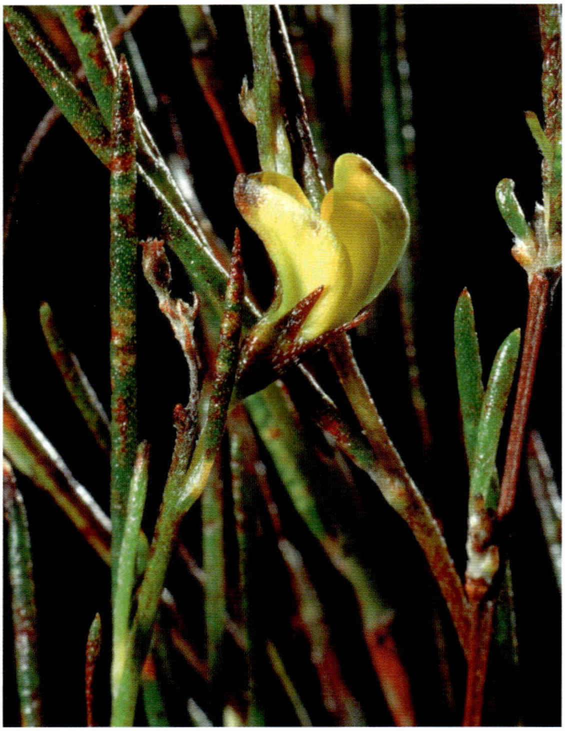

Eine Kur mit Rotbuschtee reguliert das Immunsystem und hilft allergischen Krankheiten vorzubeugen.

Was Sie tun können

Rotbuschtee: Die Heilpflanze stimmt das Immunsystem um, sodass es weniger reizempfindlich wird. Rotbuschtee wirkt außerdem beruhigend, da er kein Koffein enthält, und mildert den Juckreiz. Für Patienten mit chronischem Nesselausschlag empfehlen sich Trinkkuren. Überbrühen Sie dazu 1 Teelöffel des Krauts mit 150 Milliliter siedendem Wasser. Kurz ziehen lassen, abseihen. Sie können bis zu 3 Aufgüsse zubereiten. Nehmen Sie über den Tag verteilt etwa 1 bis 1½ Liter Rotbuschtee zu sich.

Salzwasserkompressen: Stellen Sie eine Lösung aus 1 Liter Wasser und 2 Esslöffeln Meersalz her. Tränken Sie damit ein Tuch und legen Sie es 10 Minuten auf die juckenden Hautpartien. Waschen Sie die Haut danach lauwarm ab.

Wann Sie zum Arzt sollten

Wenn die Beschwerden ausgeprägt sind und Sie Sorge haben, dass sich der Ausschlag ausweiten könnte, sollten Sie einen Dermatologen zu Rate ziehen.

Wie Sie vorbeugen können

Versuchen Sie die Ursache für die Nesselsucht herauszufinden. Wenn sich eine Allergie dahinter verbirgt, kann eine sogenannte Hyposensibilisierung beim Hautarzt hilfreich sein. Sie bekommen dann den Allergie auslösenden Stoff in kleinsten Mengen verabreicht, um den Körper daran zu gewöhnen.

Sonnenbrand

Sonnenlicht enthält unter anderem die beiden ultravioletten Strahlen UV-A und UV-B. Während UV-A vor allem für die Hautbräunung, aber auch die Hautalterung verantwortlich ist, führen die UV-B-Strahlen schnell zu entzündlichen Reizungen. Darüber hinaus entziehen Wärme produzierende Infrarotstrahlen bei übermäßiger Dosierung der Haut wertvolle Feuchtigkeit und machen sie anfällig für Krankheiten.

Beim Sonnenbrand ist die Haut gerötet und fühlt sich heiß an, sie ist außerdem gespannt und berührungsempfindlich. In schweren Fällen bilden sich Bläschen. Auch Fieber kann mitunter auftreten.

Was Sie tun können

Labkraut-Kompresse: Überbrühen Sie 2 Teelöffel des Krauts mit ¼ Liter siedendem Wasser. Erkalten lassen und abseihen. Die Tee-Zubereitung können Sie abgekühlt auf ein weiches Tuch geben und auf die betroffenen Stellen legen.

Kamille und Ringelblume: In der Apotheke gibt es Salben mit Kamillen- und Ringelblumenextrakt, die einen schmerzlindernden und wundheilenden Effekt entfalten.

Kalte Umschläge: Kühlen Sie die geröteten Stellen mit Umschlägen, die in kaltem Wasser getränkt wurden.

Eichenrinden- und Hamamelisextrakt: Noch wirksamer sind Umschläge mit gerbstoffhaltigen Lösungen aus Hamamelis und Eichenrinde (beide in der Apotheke erhältlich). Sie wirken adstringierend (reizmildernd) und entzündungshemmend.

Quarkwickel: Streichen Sie Quark aus dem Kühlschrank, mit etwas Buttermilch vermischt, auf ein Leintuch und legen Sie es auf die geröteten Stellen. Diese Anwendung zweimal täglich für jeweils 15 bis 20 Minuten durchführen.

Wann Sie zum Arzt sollten

Bei starkem Sonnenbrand mit Blasenbildung, brennender Haut, Fieber und Kreislaufproblemen sollten Sie rasch zum Arzt!

Wie Sie vorbeugen können

- Gewöhnen Sie Ihre Haut langsam an die Sonne. Am besten zunächst im Schatten bräunen.
- Gehen Sie zwischen 11 und 15 Uhr nicht in die Sonne.
- Achten Sie auf konsequenten Sonnenschutz mit hochwertigen Präparaten aus der Apotheke. Lassen Sie sich beraten.
- Schützen Sie auch die Lippen (mit einem Pflegestift mit Lichtschutzfaktor) und die Augen mit einer Sonnenbrille.
- Besondere Vorsicht ist am Meer und im Hochgebirge geboten, dort ist die UV-Bestrahlung sehr intensiv.

Hamamelis ist eine sehr wirksame Heilpflanze gegen Entzündungen und Reizungen auf der Haut.

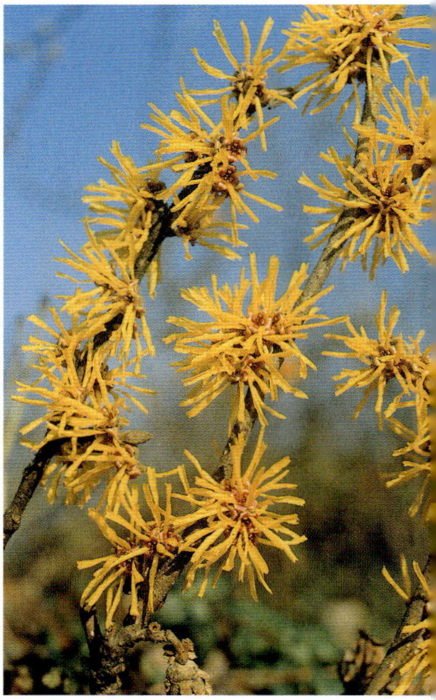

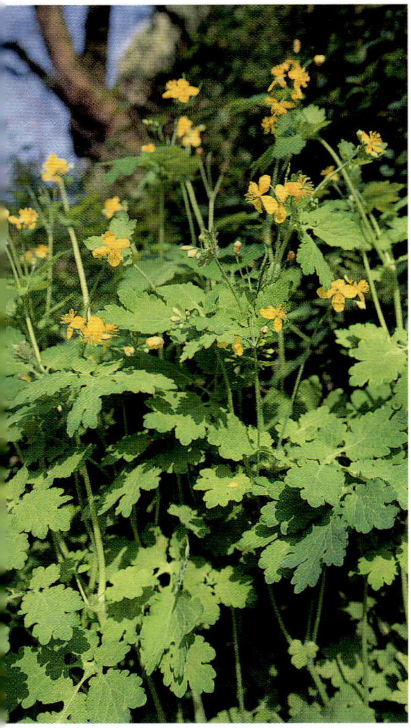

Warzen können mit dem Milchsaft des Schöllkrauts wirkungsvoll behandelt werden.

Warzen

Warzen sind gutartige Veränderungen der Haut, die durch Viren verursacht werden. Die Übertragung der Erreger erfolgt durch direkten Kontakt, beispielsweise im Schwimmbad oder in der Turnhalle. Am häufigsten entstehen Warzen an Händen, Fußsohlen oder Knien. Warzen sind ungefähr drei bis fünf Millimeter große Wucherungen mit meist unregelmäßiger, zerklüfteter Oberfläche. Sie kommen einzeln vor, treten aber auch in Gruppen auf. Zumeist verursachen sie keine Schmerzen.

Was Sie tun können

Schöllkraut: Den frischen Milchsaft auf die Warze auftragen und trocknen lassen. Er ist auch in der Apotheke zu kaufen. Die Anwendung durchführen, bis die Warze verschwunden ist. Vorsicht: nicht auf die Mundschleimhaut bringen, der Saft ist giftig!

Ringelblume: In der Volksmedizin heißt es, dass auch der frische Saft der Ringelblume Warzen zum Verschwinden bringen soll. Verfahren Sie in der Anwendung wie bei Schöllkraut.

Teebaumöl: Durch seine besondere Beschaffenheit kann Teebaumöl in die tieferen Schichten der Haut eindringen und das Virus, das sich unter der Warze eingekapselt hat, an der Ausbreitung hindern. Die Warze dreimal täglich mit reinem Teebaumöl betupfen.

Apfelessig-Salz-Auflage: Verrühren Sie für diese Auflage Bittersalz und Apfelessig im Verhältnis 1 zu 4 und tupfen Sie die Warzen damit mehrmals täglich ab.

Wann Sie zum Arzt sollten

Warzen kommen bei Kindern häufiger vor. Wenn viele Warzen vorhanden sind und Sie oder Ihr Kind sich durch die Hauterscheinungen beeinträchtigt fühlen, sollten Sie einen Hautarzt konsultieren.

Wie Sie vorbeugen können

- Reduzieren Sie die Infektionsgefahr, indem Sie sich nach dem Baden oder Duschen gut abtrocknen.
- Laufen sie in öffentlichen Bädern oder im Hotelzimmer nach Möglichkeit nicht barfuß herum.
- Sind bereits Warzen vorhanden, sparen Sie diese bei der Hautpflege aus, um Schmierinfektionen zu vermeiden.

Muskeln und Knochen

Arthrose/Arthritits

Lesen Sie bitte auch unter rheumatischen Beschwerden (Seite 132 ff.) Arthrose ist der Fachbegriff für eine Verschleißerkrankung eines oder mehrerer Gelenke. Diese kann im Rahmen des natürlichen Alterungsprozesses entstehen oder infolge von Überbeanspruchung (zum Beispiel durch Leistungssport oder Übergewicht), durch Unfälle wie Sportverletzungen oder durch chronisch entzündliche Gelenkerkrankungen wie rheumatoide Arthritis. Der Verschleiß findet vor allem direkt am Gelenkknorpel statt. Zu einer Arthritis kommt es, wenn sich ein Gelenk entzündet. Diese Entzündung kann akut oder chronisch verlaufen.

Das Öl des Borretschsamens lindert rheumatische Gelenkbeschwerden.

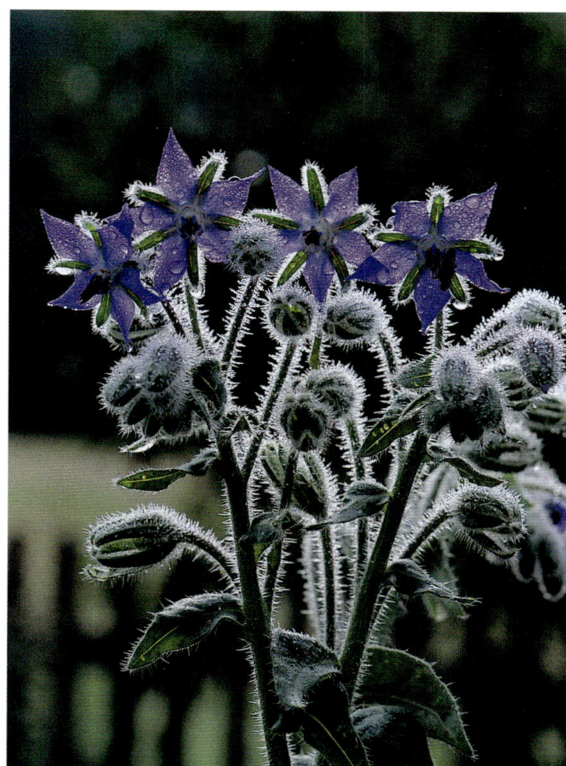

Ein charakteristisches Symptom der Arthrose ist eine schmerzhafte Bewegungseinschränkung. Morgens treten häufig sogenannte Anlaufschmerzen auf. Die Beschwerden sind teilweise sogar vom Wetter abhängig. Bei der Arthritis können zu ziehenden, reißenden und stechenden Schmerzen noch Schwellungen, Rötungen und Hitzegefühle in den betroffenen Arealen hinzukommen.

Was Sie tun können

Borretschsamenöl: Es enthält die wertvolle Gammalinolensäure, die über den Prostaglandinstoffwechsel entzündliche Prozesse positiv beeinflussen und die Heilung fördern kann. Gammalinolensäure wird im Organismus in die Prostaglandine E1 und E3 umgewandelt, zwei körpereigene Substanzen, die entzündliche Reizungen hemmen. Kapseln mit dem Wirkstoff gibt es in der Apotheke und im Reformhaus.

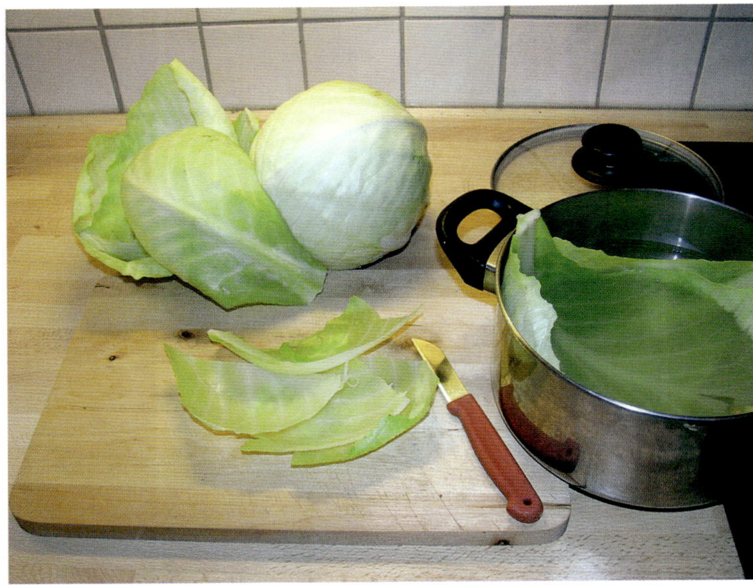

Kohlblattauflagen wirken schmerzlindernd bei Arthrose.

Heißer Hopfenumschlag: Einen Leinenbeutel mit einer Handvoll zerkleinerten Hopfenzapfen füllen und in einem Wasserbehälter erhitzen. Den Beutel auswringen und mit einem Handtuch abgedeckt auf die schmerzende Stelle legen. Die Wärme lindert die Schmerzen. Mehrmals täglich wiederholen. Nicht bei akuter entzündlicher Reizung anwenden, denn dann wirken zumeist kühlende Anwendungen besser (siehe unten).

Warme Kohlblattauflage: Weißkohl enthält reichlich Vitamine und Mineralstoffe. Äußerlich angewendet haben Kohlblätter einen schmerzlindernden und entzündungshemmenden Effekt. Blanchieren Sie dazu einige Kohlblätter, drücken Sie diese gut aus und legen Sie sie möglichst warm auf die betroffene Stelle. Mit einem Handtuch umwickeln und etwa 30 Minuten wirken lassen. Mehrmals täglich wiederholen.

Fangopackung: Fango hat sich als kalte oder warme Anwendung ebenfalls zur Behandlung von Gelenkbeschwerden bewährt. Fertigpräparate aus der Apotheke erleichtern Ihnen die Anwendung.

Kältepackung: Bei akuter entzündlicher Reizung helfen kalte Anwendungen. Legen Sie eine Kompresse oder ein kleines Baumwolltuch in kaltes Wasser und umwickeln Sie das betroffene Gelenk. 10 Minuten liegen lassen. Sie können die Anwendung mehrmals wiederholen.

Einreibungen: Durchblutungsfördernde Einreibungen mit beispielsweise Zimtöl, Kampfer, Muskatnuss oder Eukalyptus bringen Linderung. Mischen Sie 50 bis 100 Milliliter süßes Mandelöl oder Jojobaöl mit ein paar Tropfen eines (oder mehrerer) der oben genannten Aromaöle. Diese heilsame Ölmischung vorsichtig in die schmerzenden Stellen einmassieren.

Wann Sie zum Arzt sollten

Bei starken Beschwerden oder Begleitsymptomen wie zum Beispiel Fieber, Abgeschlagenheit, Müdigkeit oder Kopfschmerzen sollten Sie sich unbedingt in ärztliche Behandlung begeben, am besten bei einem Orthopäden oder Sportmediziner.

Wie Sie vorbeugen können

- Reduzieren Sie Übergewicht möglichst bald, damit Ihre Gelenke geschont werden.
- Ernähren Sie sich ausgewogen. Essen Sie öfter Seefisch, vor allem Makrele, Hering und Lachs. Sie enthalten viele Omega-3-Fettsäuren, die gut für die Gelenke sind, Entzündungen hemmen und die Regeneration des Gelenkknorpels fördern.
- Machen Sie regelmäßig leichte Gymnastik und gehen Sie an frischer Luft spazieren.

Prellung

Prellungen entstehen meistens durch Schläge, Stöße oder Stürze. Sie kommen vor allem im Sport, besonders bei Extremsport und Kampfsportarten wie Judo oder Taekwondo sowie im Kinderalltag häufiger vor. Prellungen verlaufen fast immer glimpflich.
Bei einer Prellung schmerzt die betroffene Körperpartie, eventuell kommt es zu einer Schwellung mit Rötung. Später verfärbt sich meist auch die Haut, und es bildet sich ein Bluterguss.

Was Sie tun können

Beinwell-Auflage: Die Wurzeln dieser Heilpflanze gelten als bewährtes Mittel gegen Prellungen aller Art. Mischen Sie für diese Auflage ungefähr eine kleine Handvoll gemahlene Beinwellwurzeln mit einer Tasse Wasser, sodass sich ein zähflüssiger Brei ergibt. Bestreichen Sie ein kleines Baumwolltuch mit dem Brei und legen Sie das Tuch auf die schmerzende Körperstelle. Lassen Sie die Auflage ungefähr 15 bis 20 Minuten einwirken. Sie können die Anwendung bei Bedarf mehrfach wiederholen.

Kältekompresse: Ein Baumwolltuch oder ein Waschlappen, der in eiskaltes Wasser getaucht ist, hilft Schmerzen zu lindern und Schwellungen abklingen zu lassen.

Eisabreibung: Füllen Sie einen Joghurtbecher mit Wasser und stellen Sie ihn ins Gefrierfach. Mit diesem Eisblock die betroffene Stelle vorsichtig maximal 2 Minuten abreiben. Das lindert die Schmerzen und die Schwellung.

Teebaumölumschlag: Teebaumöl lindert ebenfalls die Schmerzen und die Schwellung. Für einen Umschlag ein Tuch mit kaltem Wasser tränken und ein paar Tropfen des Öls darauf geben. Etwa 20 Minuten lang auf die betroffene Stelle legen.

Wann Sie zum Arzt sollten

Bei starken oder anhaltenden Schmerzen mit deutlicher Schwellung und Rötung sowie bei starker Bewegungseinschränkung müssen Sie zum Arzt gehen. Es besteht Verdacht auf eine Verstauchung, einen Bänderriss, eine Gelenkkapselverletzung oder einen Knochenbruch. Bei Prellungen am Kopf mit Kopfschmerzen, Übelkeit und womöglich Erbrechen könnte eine Gehirnerschütterung vorliegen.

Wie Sie vorbeugen können

Um Prellungen vorzubeugen, sollten Sie bei bestimmten Sportarten gut geschützt sein. Achten Sie darauf, dass Ihr Fahrrad technisch in Ordnung ist und tragen Sie immer einen Helm. Zum Inlineskaten brauchen Sie die entsprechenden Knie-, Hand- und Ellenbogenschützer und ebenfalls einen Helm. Beachten Sie die Sicherheitsregeln und seien Sie nicht leichtsinnig. Auch sollten Sie es beim Sport nicht übertreiben. Wenn Sie müde und erschöpft sind, steigt die Gefahr von Unfällen.

Rheumatische Beschwerden

Lesen Sie bitte auch unter Arthritis/Arthrose (Seite 129ff.)
Unter dem Begriff Rheuma werden verschiedene akute und chronische Beschwerden an den Gelenken und an der Wirbelsäule zusammengefasst. So gehört die sogenannte chronische Polyarthritis zum rheumatischen Formenkreis. Außerdem bezeichnet man als Rheumatismus alle Gelenkbeschwerden, die in Begleitung oder als Folge von Infektionskrankheiten wie zum Beispiel einem grippalen Infekt auftreten.

Rheumakranke haben ziehende, reißende oder stechende Schmerzen im Bereich von Gelenken, Sehnen und Muskeln. Wie eine Art Muskelkater fühlen sich die Beschwerden an, die auch von einem Gelenk zum anderen wandern können. Vor allem morgens tritt ein Steifigkeitsgefühl auf. Es kann zu sogenannten Rheumaknoten kommen, zu Bewegungseinschränkungen, Gelenkdeformierungen, Müdigkeit und Abgeschlagenheit.

Was Sie tun können

Teufelskralle: In klinischen Studien wurde nachgewiesen, dass die Wurzel dieser Pflanze Schmerzen bei rheumatischen Erkrankungen lindern kann. Der Teeaufguss schmeckt bitter, daher sind Kapseln aus der Apotheke vorzuziehen. Teufelskralle eignet sich auch zur äußerlichen Anwendung als Gel.

Die Brennnessel ist eine wirksame Heilpflanze bei rheumatischen Beschwerden.

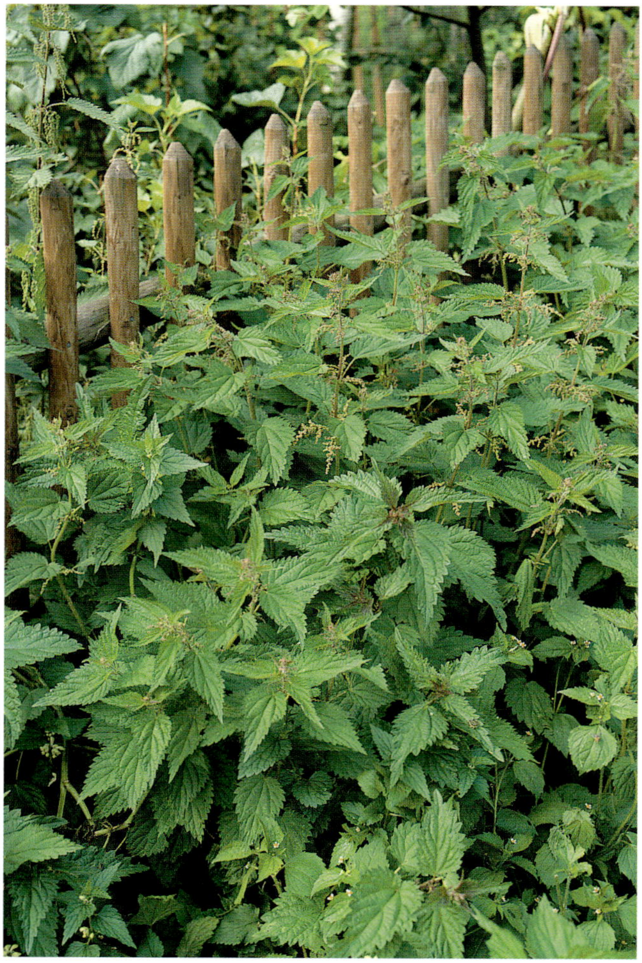

Brennnesselblätter: Ein Tee aus Brennnesselblättern wirkt entschlackend und reinigend. Er schwemmt Stoffwechselabbauprodukte aus, die bei Entzündungen verstärkt anfallen. Sie können den Tee mit anderen Stoffwechsel aktivierenden und entschlackenden Heilkräutern mischen, beispielsweise mit Birkenblättern, Schachtelhalmkraut und Heildelbeerblättern. Mischen Sie 20 Gramm Brennnesselblätter, 10 Gramm Birkenblätter, 15 Gramm Heidelbeerblätter und 15 Gramm Schachtelhalmkraut. 3 Teelöffel für ungefähr ½ Liter Wasser verwenden, aufkochen, 5 Minuten ziehen lassen, dann abseihen. Zur Geschmacksverbesserung eventuell mit etwas Honig süßen. Trinken Sie 3 bis 4 Tassen täglich.

Heilerdeumschlag: Rühren Sie aus Heilerde, Wasser und etwas Magerquark einen Brei und geben Sie einen Schuss Olivenöl darunter. Verstreichen Sie die Masse fingerdick auf ein Tuch. Dieses auf die betroffenen Stellen legen und mit einem sauberen Tuch darüber befestigen. Einwirken lassen, bis die Erde getrocknet ist. Bei Bedarf wiederholen.

Latschenkiefertinktur: Reiben Sie die schmerzenden Körperpartien drei- bis viermal täglich mit Latschenkiefertinktur (aus der Apotheke) ein. Diese kühlt zuerst und verbreitet dann eine wärmende, entzündungshemmende und schmerzlindernde Wirkung.

Moorbad: Moor unterstützt aufgrund seiner thermischen Eigenschaften und seiner besonderen Inhaltsstoffe die Behandlung rheumatischer Erkrankungen und chronischer Beschwerden des Bewegungsapparates.
Fertigpräparate, die Sie ganz einfach Ihrem Badewasser zugeben, können Sie in der Apotheke oder in Drogeriemärkten kaufen.

Wann Sie zum Arzt sollten

Ausgeprägte oder länger anhaltende rheumatische Beschwerden sollten Sie auf jeden Fall von einem Arzt abklären lassen. Auch eine spezifische Rheumatherapie gehört in erfahrene Hände.

Wie Sie vorbeugen können

- Sinnvoll ist regelmäßige, aber vorsichtige Bewegung, zum Beispiel mit chinesischen Bewegungsübungen wie Tai Chi, um die Muskeln und Gelenke zu trainieren sowie Versteifungen und Schmerzen vorzubeugen.
- Entspannungsübungen wie Autogenes Training, progressive Muskelrelaxation oder Atemtherapie (siehe ab Seite 49) können ebenfalls rheumatischen Beschwerden vorbeugen.

Rückenschmerzen

Rückenprobleme sind sehr verbreitet, jeder Zweite ist betroffen. Die Ursachen liegen im Wesentlichen in unserer Lebensweise begründet: zu viel Sitzen – im Auto, vor dem Computer oder dem TV-Gerät – und zu wenig Bewegung. Führen Probleme wie falsche Ernährung und Übergewicht zu weiteren Fehlbelastungen und Überlastungen, sind Wirbelsäulenschäden wie Muskelverhärtungen, Bandscheibenverschleiß und im schlimmsten Fall ein Bandscheibenvorfall, vorprogrammiert.
Die Schmerzen können ziehend, reißend oder dumpf bohrend sein, den gesamten Rückenbereich oder nur bestimmte Abschnitte wie Hals- oder Lendenwirbelsäule betreffen. Oft strahlen sie in andere

Regionen aus, zum Beispiel in die Beine oder, vor allem bei Beschwerden mit der Halswirbelsäule, in die Arme. Hier kann es auch zu Begleiterscheinungen wie Kopfschmerzen, Schwindel und Bewegungseinschränkungen des Kopfes kommen.

Was Sie tun können

Teufelskralle: In klinischen Studien wurde nachgewiesen, dass die Wurzel dieses Krauts nicht nur bei rheumatischen Beschwerden allgemein, sondern auch bei Rückenschmerzen für Linderung sorgt. Der Teeaufguss schmeckt bitter, daher sind Kapseln aus der Apotheke vorzuziehen. Zur äußerlichen Anwendung können Sie auch ein Gel mit dem Pflanzenwirkstoff verwenden.

Wärmeanwendungen: Fangopackungen und Moorbäder helfen bei chronischen Beschwerden. Beides können Sie in der Apotheke kaufen. Bei Nackenverspannungen hilft eine heiße Nackenrolle oder die Bestrahlung mit einer Infrarotlampe. Auch Kirschkern-, Dinkelkern- oder Weizenkörnerkissen (Apotheke, Reformhaus, Naturprodukte-Laden) eignen sich gut zur Wärmebehandlung bei Muskelverspannungen.

Aromamassagen: Lassen Sie Ihren Rücken mit Lavendel-, Rosmarin- oder Ingweröl massieren. Diese Öle entspannen und wirken durchblutungsfördernd.

Tiger Balm: Reiben Sie die schmerzende Körperstelle mit der chinesischen Salbe ein. Sie lindert Schmerzen und Entzündungen.

Wann Sie zum Arzt sollten

Bei starken und anhaltenden Rückenschmerzen sollten Sie unbedingt einen Orthopäden aufsuchen. Auch Bewegungseinschränkungen und nervale Ausfälle (Lähmungserscheinungen,

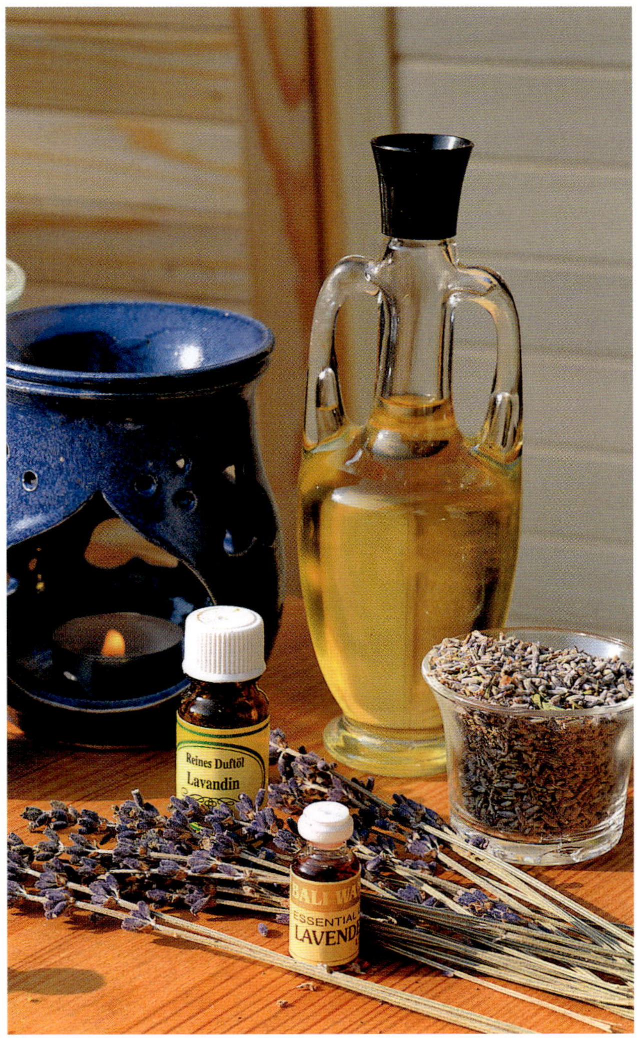

Rückenmassagen mit Aromaölen wie beispielsweise Lavendelöl wirken sehr entspannend und lockern die Muskulatur.

Empfindungsstörungen) müssen dringend ärztlich abgeklärt werden, es besteht hier Verdacht auf einen Bandscheibenvorfall.

Wie Sie vorbeugen können

- Regelmäßige sportliche Aktivität stärkt die (Rücken-)Muskulatur. Vor allem ein gezieltes Rückentraining, beispielsweise unter Anleitung im Fitnesscenter, hilft die Muskeln und Bänder entlang der Wirbelsäule zu stärken.
- Achten Sie stets auf eine rückenschonende Haltung beim Heben, Sitzen und Liegen. Beim Heben beispielweise sollten Sie die Knie immer leicht gebeugt haben. Wenn Sie längere Zeit sitzen, ändern Sie häufiger Ihre Sitzposition und strecken sich jede ½ Stunde einmal richtig durch.
- Benutzen Sie im Büro einen ergonomischen Schreibtischstuhl, den Sie in der Höhe passend einstellen können. Sitzen Sie wenn möglich zwischendurch auf einem Gymnastikball, der die Rückenmuskulatur stärkt.
- Beim Matratzenkauf sollte Rückenfreundlichkeit im Vordergrund stehen. Lassen Sie sich im Fachgeschäft beraten und liegen Sie nach Möglichkeit Probe.

Sehnenscheidenentzündung

Die Sehnenscheide ist eine Art bindegewebiger Schutzmantel für besonders stark beanspruchte Sehnen. Aufgrund von Überanstrengung, einseitiger Belastung oder falschen Bewegungsabläufen kann es zu einer entzündlichen Reizung kommen. Typischerweise sind Sportarten wie Tennis oder Squash dafür verantwortlich: Bevorzugt sind dann die Sehnen am Unterarm betroffen. Aber auch ununterbrochenes Schreiben am Computer über Stunden oder zu langes, schnelles Klavierspielen kann eine Sehnenscheidenentzündung hervorrufen. Die Schmerzen stellen sich nach besonderer Anstrengung oder monotonen Bewegungsabläufen ein und verstärken sich im Laufe der Zeit. Sie treten vor allem zu Beginn von Bewegungen auf, werden dann besser und verschlimmern sich wieder bei Beendigung. In der Nacht können sie stärker werden.

Was Sie tun können

Arnikareinreibung: Arnika regt die Durchblutung an und wirkt entzündungshemmend. Arnikasalbe und Arnikatinktur bekommen Sie in der Apotheke. Reiben Sie mehrmals täglich die schmerzende Körperpartie damit ein.

Kampferöl-Einreibung: Auch Kampferöl lindert die Entzündung und den Schmerz. Da dieses Öl sehr konzentriert ist, sollten Sie es am besten verdünnt auftragen, zum Beispiel indem Sie es mit etwas Mandelöl oder Vaseline vermischen.

Kohlblattauflagen: Weißkohl wirkt Entzündungen entgegen. In der Phase akuten Schmerzes lindern kühle Auflagen mit Kohlblättern aus dem Kühlschrank. Bei chronischen Schmerzen besser die Weißkohlblätter blanchieren und handwarm auf die betroffene Stelle legen. Mit einem Handtuch umwickeln und 15 Minuten liegen lassen.

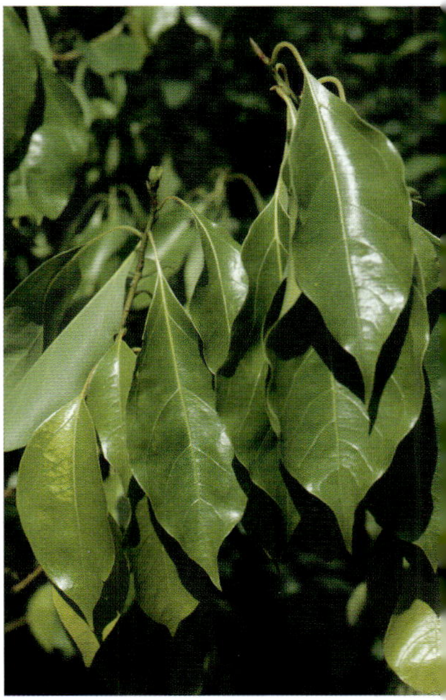

Kampfer enthält starke ätherische Öle, die einen schmerzlindernden Effekt entfalten.

Wann Sie zum Arzt sollten

Bei sehr starken und anhaltenden Schmerzen, Schwellungen, Rötungen sowie Bewegungseinschränkungen müssen Sie zum Arzt gehen, um zu vermeiden, dass die Entzündung chronisch wird.

Wie Sie vorbeugen können

- Vor dem Sport ist ein 5-minütiges Aufwärmen ganz wichtig, damit Gelenke, Muskeln und Bänder warm und damit weniger verletzungsanfällig sind.
- Saubere Bewegungsabläufe, möglichst unter der Anleitung eines gut ausgebildeten Trainers, verringern die Verletzungsgefahr und beugen Überbeanspruchung vor.
- Vermeiden Sie einseitige Belastungen und Bewegungen.
- Wenn Sie viel am PC schreiben, legen Sie immer wieder Pausen ein und machen Sie eine ausgleichende Fingergymnastik.

Zerrung

Zerrungen treten an Muskeln, Sehnen und Bändern auf. Sie sind zumeist Folge falscher, oft abrupter Bewegungsabläufe und starker Überdehnung des Gewebes.
Typisch ist ein akuter Schmerz an der betroffenen Stelle. Die Bewegungsfähigkeit kann eingeschränkt sein, manchmal treten Schwellungen auf.

Was Sie tun können

Heilkräutermischung: In der Apotheke erhalten Sie Salben mit Ringelblumenextrakt, Arnika und Beinwell als Fertigpräparat. Vorsicht, bitte nicht auf offene Wunden auftragen!

Teebaumöl-Umschlag: Teebaumöl lindert die Schmerzen und die Schwellung. Für einen Umschlag ein Tuch mit kaltem Wasser tränken und ein paar Tropfen des Öls darauf geben. Etwa 20 Minuten lang auf die betroffene Stelle legen.

Heilerde-Umschlag: Heilerde können Sie in der Apotheke kaufen. Rühren Sie das Pulver mit lauwarmem Wasser zu einem dicken Brei an und streichen Sie ihn auf die schmerzenden Stellen. Mit einem Leinentuch abdecken und mit einem Schal oder Verbandsmaterial befestigen.

Fichtennadel-Franzbranntwein: Diese Lösung zum Einreiben nach Pfarrer Kneipp bekommen Sie in der Apotheke. Der Franzbranntwein lindert hervorragend die Schmerzen und Schwellungen bei einer Zerrung.

Zwiebelbrei-Umschlag: Eine Küchenzwiebel klein hacken, im Topf kurz erhitzen und dann in ein Baumwollsäckchen füllen oder in eine Mullbinde einwickeln. Auf die schmerzende Körperpartie legen und 10 bis 15 Minuten einwirken lassen. Sie können die Anwendung beliebig oft wiederholen.

Wann Sie zum Arzt sollten

Bei starken und anhaltenden Schmerzen müssen Sie unbedingt zum Arzt gehen.
Wenn es zu Schwellungen, Rötungen und Bewegungseinschränkungen kommt, besteht Verdacht auf eine Verstauchung, einen Bänderriss oder eine Gelenkkapselverletzung.

Wie Sie vorbeugen können

- Vor dem Sport ist ein 5-minütiges Aufwärmen ganz wichtig, damit Gelenke, Muskeln und Bänder weniger verletzungsanfällig sind.
- Achten Sie beim Wandern, Walken oder Joggen auf geeignetes Schuhwerk, um Zerrungen im Knöchelgelenk durch Umknicken zu vermeiden.
- Wenn Sie eine neue Sportart erlernen, sollten Sie die Bewegungen anfangs langsam und konzentriert durchführen.
- Sollten Sie schon einmal eine Sportverletzung erlitten haben, ist es wichtig, diese vollständig auszuheilen und das betroffene Areal zu schonen.

Immunsystem und Stoffwechsel

Fieber

Fieber ist eine Abwehrreaktion des Körpers, zumeist auf Krankheitserreger wie Viren oder Bakterien, die auf das Immunsystem treffen. Die Körperabwehr versucht diese Krankheitserreger zu bekämpfen und unschädlich zu machen. Diese Abwehrreaktion geht meist mit einer Erhöhung der Körpertemperatur einher.
Eine Körpertemperatur bis 38,5 °C gilt als mäßiges, Temperaturen darüber als hohes Fieber. Oft haben die Erkrankten ein rotes Gesicht und eine heiße Stirn. Sie frieren und schwitzen im Wechsel, bei raschem Fieberanstieg kann es zu Schüttelfrost kommen.

Ein Tee aus Lindenblüten wirkt fiebersenkend.

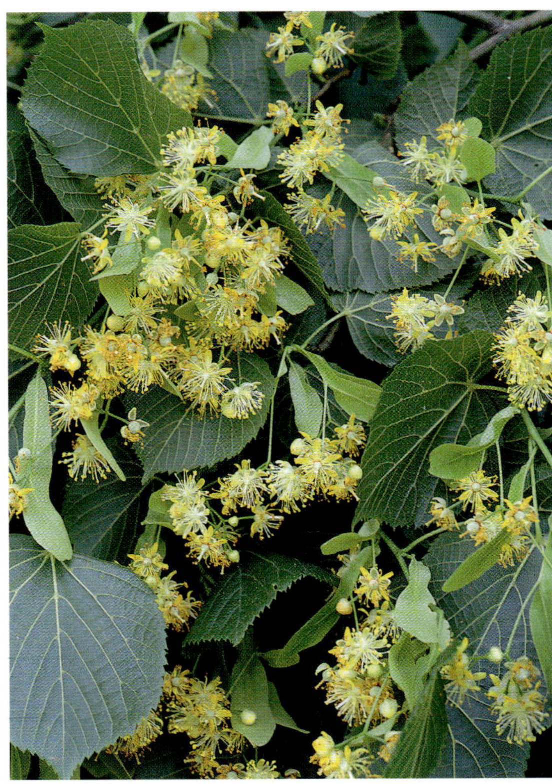

Was Sie tun können

Lindenblütentee: Pur oder auch in einer Mischung hilft dieser Heilpflanzentee, das Fieber zu senken. Mischen Sie je 20 Gramm Thymian, Kamillen- und Lindenblüten in einer Dose. 2 Teelöffel der Kräutermischung mit 1 Tasse heißem Wasser überbrühen. Einige Minuten ziehen lassen, abseihen, abkühlen lassen. Trinken Sie mehrmals täglich 1 Tasse.

Asiatischer Gewürzsud: Kochen Sie in ¼ Liter Wasser je einen halben Teelöffel Ingwer-, Cumin- und Korianderpulver, bis sich das Wasser auf ein Viertel der Menge reduziert hat. In kleinen Schlucken trinken. Das wirkt schweißtreibend, entgiftend und fiebersenkend.

Heißer Holundersaft: Dieses Heilgetränk hat sich bei fieberhaften Infekten sehr bewährt. Sie können ihn als Fertigpräparat in der Apotheke oder im Reformhaus kaufen oder auch selbst herstellen: Waschen Sie 2 Kilogramm frische Holunderbeeren, geben Sie die Beeren in einen Topf und begießen Sie sie mit so viel Wasser, dass sie völlig bedeckt sind. Die Holunderbeeren zum Kochen bringen und ca. 10 Minuten weiter köcheln lassen. Pressen Sie die Holunderbeeren durch ein Sieb, welches Sie mit einem frisch gewaschenen, alten Geschirrtuch ausgelegt haben. Zu dem Saft geben Sie 3 Esslöffel Zucker und den Saft 1 Zitrone. Kochen Sie das Ganze noch einmal auf. Füllen Sie den noch heißen Saft in heiß ausgespülte Flaschen ab und verschließen Sie diese sofort. Nach dem Abkühlen dunkel und kühl aufbewahren, am besten im Keller. Bei einer Erkältung können Sie den Saft im Topf wieder erhitzen und zwei- bis dreimal am Tag 1 Tasse davon trinken. Sie haben auch die Möglichkeit, den Saft mit Tee zu mischen.

Wadenwickel: Diese Kneipp'sche Technik ist der Klassiker in der natürlichen Behandlung von Fieber und als Hausmittel sehr bewährt. Tauchen Sie dazu zwei Waschlappen oder Baumwolltücher in kaltes Wasser ein, wringen Sie diese gut aus und legen Sie sie auf die Waden. Mit trockenen Tüchern umwickeln. Diese Prozedur können Sie mehrmals wiederholen.

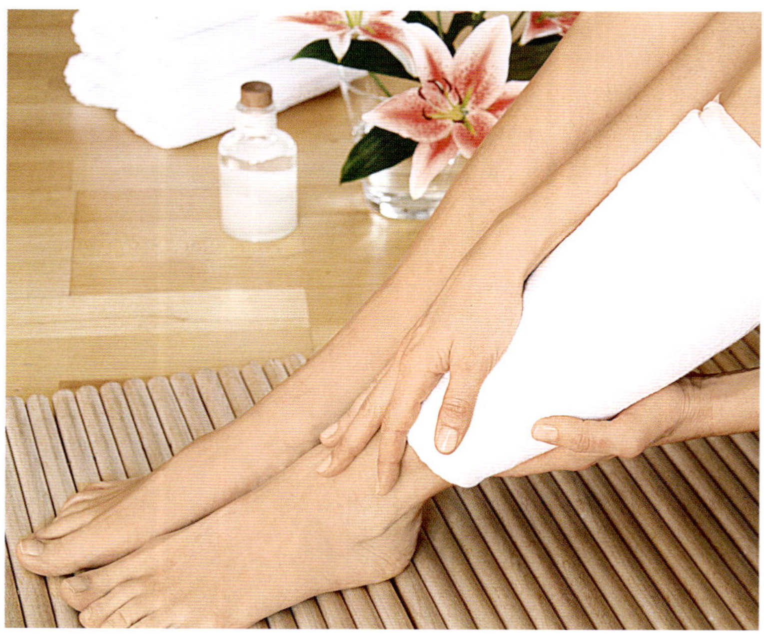

Der Wadenwickel ist ein altbewährtes Hausmittel, um Fieber zu senken.

Essigstrümpfe: Mischen Sie 1 Teil Apfelessig mit 5 Teilen Wasser. Ein Paar Baumwollkniestrümpfe hinein tauchen, auswringen und bis über die Waden anziehen. Darüber ein Paar trockene Tücher oder Socken ziehen und etwa 1 Stunde anlassen.

Wann Sie zum Arzt sollten

Klettert das Fieber über 39,5 °C und zeigen sich Benommenheit, Apathie oder womöglich Atemnot, müssen Sie zum Arzt! Es könnte eventuell eine bakterielle Infektion dahinter stecken, die einer antibiotischen Behandlung bedarf. Auch ständiges oder wellenartig auftretendes Fieber sollten Sie unbedingt ärztlich abklären lassen. Eine chronische Infektion, eine Tropenkrankheit oder auch Krebs können die Ursache sein.

Wie Sie vorbeugen können

- Die beste Vorbeugung vor Erkältung und anderen fieberhaften Infekten ist ein starkes Immunsystem. Ernähren Sie sich mit frischem Obst und Gemüse, das Vitamin C enthält, bewegen Sie sich viel an frischer Luft und gönnen Sie sich regelmäßig Entspannung.
- Präparate mit Sonnenhut *(Echinacea)* können - vorbeugend eingenommen - Infekte bis zu einem gewissen Grad verhüten. Entsprechende Mittel bekommen Sie in der Apotheke.

Gicht

Gicht ist eine Stoffwechselerkrankung, bei der es zu erhöhten Harnsäurewerten im Blut kommt. Die Ursache dafür sind die sogenannten Purine. Das sind Eiweißbausteine, die sich bevorzugt in Fleisch befinden und die wir mit der Nahrung aufnehmen. Purine werden zu Harnsäure abgebaut und normalerweise über die Nieren ausgeschieden. Ist die Konzentration an Harnsäure jedoch zu hoch, dann bilden sich aus diesem Stoffwechselprodukt Kristalle, die sich vorzugsweise an Gelenken und Sehnen ansammeln und dort zu schmerzhaften Veränderungen führen können.
Während eines Gichtanfalls treten akute Schmerzen auf. Die Haut ist heiß, das Gelenk schwillt an. Die Betroffenen leiden manchmal auch an chronischen Schmerzen. An den Gelenken können außerdem kleine Knoten entstehen.

Was Sie tun können

Birkenblättertee: Übergießen Sie 2 Teelöffel Birkenblätter mit ¼ Liter siedendem Wasser. 10 Minuten ziehen lassen und abseihen.

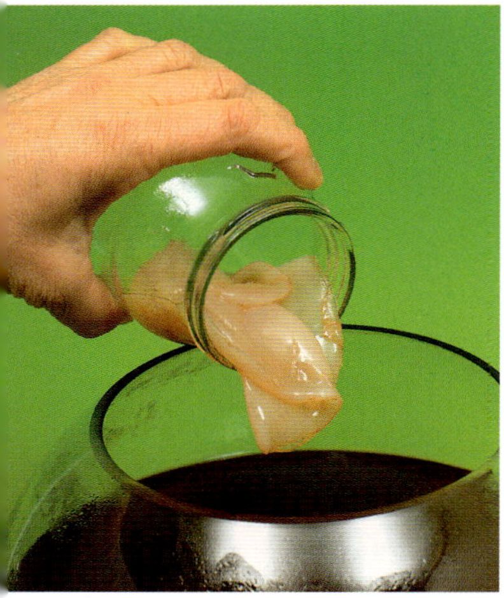

Kombucha ist ein schmackhaftes Getränk aus einem speziellen Teepilz, das den Stoffwechsel anregt und das Immunsystem stärkt.

Trinken Sie täglich 2 Tassen ungesüßt zur Stoffwechselaktivierung und Harnsäureausscheidung.

Stoffwechseltee: Mischen Sie 15 Gramm Schafgarbe, 10 Gramm Bohnenschale, 10 Gramm Schlehe, 15 Gramm Heidelbeerblätter, 20 Gramm Schachtelhalm und 20 Gramm Johanniskraut.
3 Teelöffel auf ½ Liter Wasser, aufkochen, ziehen lassen und abseihen. 3 bis 4 Tassen täglich trinken.

Kombucha: Der asiatische Teepilz enthält Glukuronsäure, die Giftstoffe zu binden vermag. Trinken Sie am besten jeden Tag 1 Glas.

Moor-Schwefelbad: In der Apotheke gibt es Moor- und Schwefelbadmischungen, die entzündungshemmend und schmerzlindernd wirken. Nach Vorschrift anwenden und etwa 10 bis 20 Minuten zweimal in der Woche darin baden.

Wann Sie zum Arzt sollten

Der Verdacht auf eine Gicht sollte unbedingt ärztlich abgeklärt werden. Auch wenn eine Gichterkrankung bei Ihnen bereits bekannt ist, sollten Sie vom Hausarzt Ihre Harnsäurewerte in regelmäßigen Abständen überprüfen lassen.

Wie Sie vorbeugen können

- Essen Sie kein oder wenig Fleisch, vor allem keine Innereien oder Kraftbrühen! Dafür sollte mindestens zweimal pro Woche Seefisch auf dem Speisezettel stehen.
- Meiden Sie Alkohol und Süßigkeiten, trinken Sie viel Wasser und Heilkräutertees zum Ausschwemmen der Harnsäure und zur Stärkung der Nierentätigkeit.
- Bewegen Sie sich regelmäßig an frischer Luft, machen Sie leichten Ausdauersport wie Nordic Walking oder Fahrradfahren. Auch Gymnastik hilft.

Infektanfälligkeit

Einer Abwehrschwäche und erhöhten Infektanfälligkeit können verschiedene Ursachen zugrunde liegen. Am häufigsten wird sie durch eine unausgewogene Ernährung sowie mangelnde Bewegung verursacht. Aber auch seelische Belastungssituationen wie erhöhte Anforderungen in Schule und Beruf, Geldsorgen, familiäre Konflikte und

Partnerschaftsprobleme können das Immunsystem schwächen. Immunologische Erkrankungen wie etwa ein Mangel bestimmter Immuneiweiße sind dagegen sehr selten.
Bei einer Abwehrschwäche treten gehäuft Infekte wie eine Erkältung, Bronchitis, Mandel- oder Mittelohrentzündung auf. Die Entzündungen dauern oft ausgesprochen lang, heilen nicht richtig aus oder kehren häufig wieder. Auch Blässe, Müdigkeit, Konzentrationsprobleme sowie Kopf- und Gliederschmerzen sind nicht selten Begleiterscheinungen.

Was Sie tun können

Immunstärkende Präparate: Bewährt sind Präparate mit Echinacin, dem Wirkstoff des Roten Sonnenhuts. Auch spezielle Vitamin-Präparate, allen voran Vitamin C, Vitamin E und Betacarotin, eine Vorstufe des Vitamin A, helfen die Abwehr zu stärken. Spurenelemente sind ebenfalls für die Immunabwehr von großer Bedeutung. Insbesondere Selen und Zink spielen im Immunsystem eine wichtige Rolle und sind zum Beispiel an der Bildung von Antikörpern beteiligt. Bei chronisch schwelenden Entzündungen im Körper bewähren sich Enzympräparate, um entzündungsbedingte Stoffwechselprodukte schneller abzubauen und den Heilprozess zu beschleunigen.

Zitronensaft-Kur: Pressen Sie jeden Tag 2 bis 3 Zitronen aus biologischem Anbau aus und trinken Sie den Saft mit etwas Honig vermischt. Sie können den Zitronensaft auch mit Holunderbeeren- und Orangensaft mischen. Führen Sie diese Trinkkur über mindestens 3 bis 4 Wochen fort.

Joghurtkur: Nach einer Therapie mit Antibiotika sollte die Darmflora wieder aufgebaut werden, da sie als ortsständiges Immunsystem eine große Bedeutung für den gesamten Körper hat. Gut geeignet ist spezieller Joghurt mit lebenden Bakterien-Kulturen. Essen Sie jeden Tag einen Becher davon.

Kombucha-Kur: Das Teegetränk wirkt reinigend und stärkt die körperlichen Abwehrkräfte. Trinken Sie jeden Tag 1 Glas Kombucha.

Schwarzkümmelöl: Das Öl enthält wertvolle Fettsäuren, welche die Bildung wichtiger Immunstoffe unterstützen. Schwarzkümmelöl-Präparate gibt es in der Apotheke.

Ingwertee: In der asiatischen Heilkunst ist Ingwer, zum Beispiel als Teezubereitung, sehr bewährt, um den Stoffwechsel anzukurbeln und Entzündungsstoffe besser auszuscheiden. Übergießen Sie 2 bis 3 Scheiben frische Ingwerwurzel mit ¼ Liter siedendem Wasser und lassen Sie den Tee 10 Minuten ziehen. Sie können mehrmals am Tag eine Tasse trinken.

Wassertreten: Diese Anwendung hilft, das Immunsystem zu aktivieren und den Kreislauf in Schwung zu bringen. Der Körper wird gegen Infekte gewappnet. Durch den »Storchengang« im kalten Wasser wird die Durchblutung in den Gefäßbahnen angekurbelt, es gelangen mehr Nährstoffe und Sauerstoff zu den Organen. Füllen Sie eine Wanne oder ein kleines Bassin mit so viel Wasser, dass es ungefähr Wadenhöhe erreicht. Die Wassertemperatur soll zwischen 12 ° und 18 °C betragen. Nun im Storchenschritt im Bassin auf und ab marschieren. Bei jedem Schritt muss ein Bein vollständig aus dem Wasser gehoben werden. Etwa ½ bis maximal 1 Minute lang durchführen. Anschließend die Beine nur leicht trockentupfen, dicke, warme Socken anziehen und einige Minuten lang auf und ab gehen.

Wann Sie zum Arzt sollten

Wenn Sie häufig erkranken und nur langsam wieder gesund werden, sollten Sie sich in jedem Fall vom Arzt untersuchen lassen.

Wie Sie vorbeugen können

- Essen Sie reichlich Obst und Gemüse sowie frischen Blattsalat. Besonders reich an Vitamin C sind neben Zitrusfrüchten vor allem Kiwi, Paprika, Weißkohl und Brokkoli. Orange- und rotfarbene Obst- und Gemüsesorten wie Karotten, Tomaten, Kürbis, Pfirsiche, Melonen und Aprikosen haben einen höheren Anteil an Betacarotin. In hochwertigen Keimölen steckt reichlich Vitamin E; Weizenkleie, Sesam- und Kürbiskerne, Linsen, Milch und Ei enthalten viel Zink; Selen findet sich vor allem in Seefisch, Sojabohnen, Nüssen und Fleisch.
- Körperliche Bewegung ist das A und O für ein gut funktionierendes Immunsystem. Gehen Sie bei Wind und Wetter raus an die frische Luft. Achten Sie aber auf die entsprechende Kleidung, die Nässe und Kälte abweisen sollte.
- Achten Sie auf ausreichend Schlaf und genügend Entspannung. Sehr hilfreich sind spezielle Atemtechniken, die für Ausgeglichenheit sorgen (siehe Seite 52 f.).

Blattsalate sind sehr gesund und sollten in der täglichen Ernährung nicht fehlen.

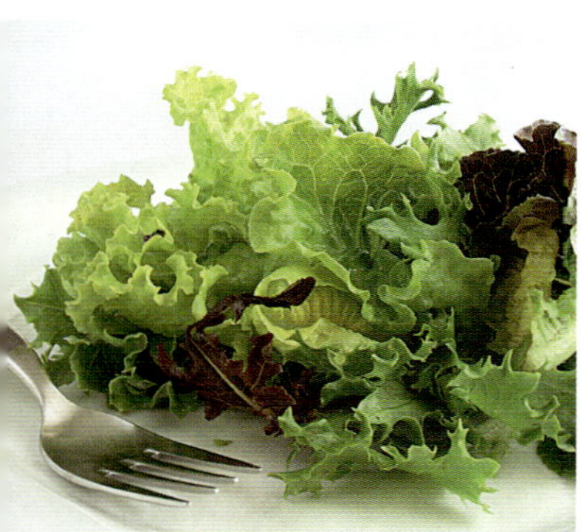

Geist und Seele

Ärger, Gereiztheit

Lesen Sie bitte auch unter Nervosität/Unruhe (Seite 151)

Konflikte mit den Mitmenschen, berufliche und private Misserfolge sowie andere unangenehme Ereignisse führen unweigerlich zu Frustration und können auch Anlass von Ärger oder gar Wut werden. Ab wann sich Enttäuschungen jedoch in Aggressionen wie Zornesausbrüchen entladen, ist individuell verschieden und hängt vom persönlichen Temperament ab.

Auch die Art, wie Ärger, Gereiztheit und Zorn sich äußerlich zeigen, ist unterschiedlich. Der »Rotwütige« beispielsweise reagiert seinen Ärger ab, indem er laut brüllt oder mit der Faust auf den Tisch schlägt. Der »Weißwütige« hingegen frisst seinen Unmut in sich hinein und versetzt seinen Organismus damit in höchste Anspannung. Durch die hohe Gereiztheit und Erregung werden nämlich Stresshormone ausgeschüttet, die Muskeln angespannt und der Blutdruck in die Höhe getrieben. Längerfristig ist das ein Risikofaktor für Herz-Kreislauf-Krankheiten, Kopf- und Rückenschmerzen sowie Magen-Darm-Probleme.

Die Wurzel des Baldrians beinhaltet verschiedene Substanzen, die eine beruhigende Wirkung auf den Organismus haben.

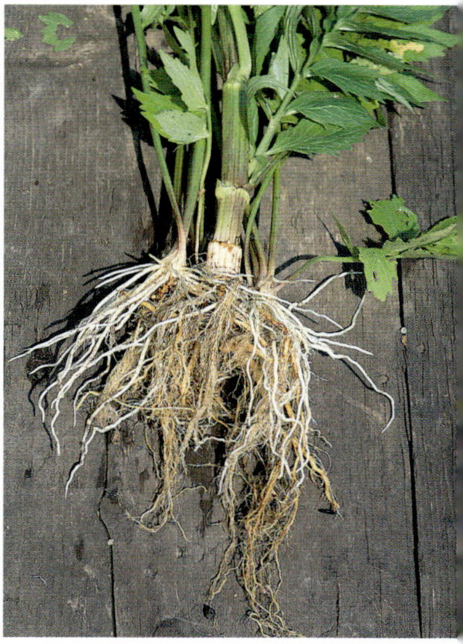

Was Sie tun können

Entspannungstee: Die beiden Heilpflanzen Baldrian und Melisse verhelfen zu mehr innerer Ruhe und Ausgeglichenheit. Kochen Sie je 1 Teelöffel Baldrianwurzel und Melissenblätter mit ca. 150 Milliliter Wasser auf und lassen Sie die Heilpflanzen 5 bis 10 Minuten ziehen. Trinken Sie täglich 2 bis 3 Tassen des Tees.

Relaxbad: Ein warmes Wannenbad mit dem Zusatz beruhigender Kräuter kann zu mehr Entspannung verhelfen. Kochen Sie 1 Handvoll Lavendel- und Melissenblätter in ca. 1 Liter Wasser auf und lassen Sie den Sud eine Weile stehen. Seihen Sie die Blätter ab und geben Sie den Kräuterauszug ins ungefähr 38 °C warme Badewasser. Baden Sie 15 bis 25 Minuten.

Ganzkörper-Massage: Sanfte Massagen wirken im Sinne der körperlichen wie auch emotionalen Zuwendung ausgleichend. Darüber hinaus entwickelt sich bei der Massage ein körperliches und seelisches Wohlgefühl, das helfen kann, Aggressionen abzubauen. Sie können die Massage auch mit einem speziellen Öl durchführen lassen, zum Beispiel Zitronen- oder Orangenöl, die positive Stimmung unterstützen und fördern.

Tai Chi und Qigong: Chinesische Bewegungsübungen helfen, Anspannungen abzubauen und das Gemüt zu beruhigen. Am besten fragen Sie nach entsprechenden Kursen, die oft auch schon in Fitness- und Wellness-Centern angeboten werden.

Autogenes Training: Diese Entspannungsmethode ist sehr wirksam gegen chronischen Ärger, weil sie nicht nur ausgleicht, sondern auch die Frustrationsschwelle anhebt. Allerdings müssen die Übungen regelmäßig durchgeführt werden (siehe dazu ab Seite 49).

Atemübungen: Mit einer guten Atemtechnik lassen sich Ärger und Gereiztheit im wahrsten Sinne des Wortes »wegatmen«, und es kann Ruhe in den Organismus einkehren. Eine einfache, aber effiziente Atemübung finden Sie auf Seite 52f.

Tipp

Bei gravierenden Konflikten im beruflichen oder familiären Umfeld kann eine Mediation sehr hilfreich sein. Dabei werden von einer neutralen, unparteiischen Person Gespräche geführt, um Streit zu schlichten und Kompromisslösungen zu finden.

Wann Sie zum Arzt sollten

Wenn Ärger, Gereiztheit und Aggressivität über längere Zeit anhalten und das eigene Wohlbefinden sowie das Beziehungsleben im Job, in der Partnerschaft und in der Familie nachhaltig beeinträchtigen, sollte ein Psychotherapeut zu Rate gezogen werden.

Wie Sie vorbeugen können

- Versuchen Sie, Ihr Konfliktverhalten zu verändern: Achten Sie zum einen darauf, nicht zu aufbrausend zu sein, aber vermeiden Sie auf der anderen Seite auch nicht, offen zur Sprache zu bringen, was Ihren Unmut erzeugt.
- Sprechen Sie möglichst ruhig und sachlich und achten Sie auf die Wahl Ihrer Worte: Formulieren Sie in Ich-Form und bleiben Sie beim momentanen Konflikt. Unsachliche Angriffe und Beleidigungen sind tabu. Kühlen Sie Ihre Gefühle an der frischen Luft ab.
- Treiben Sie regelmäßig Sport. Körperliche Bewegung ist ideal, um Aggressionen abzubauen und die innere Harmonie wieder herzustellen.

Depressive Verstimmungen

Depressive Verstimmungen haben verschiedene Ursachen. Zum einen ist die Neigung zu Depressionen erblich bedingt, zum anderen können zahlreiche seelische und auch körperliche Probleme Depressionen auslösen, wie zum Beispiel Überarbeitung, Stress, Konflikte in der Familie, Trennung, Scheidung, berufliche Sorgen, chronische Krankheiten oder chronische Schmerzen wie Migräne.
Charakteristisch für eine depressive Verstimmung ist ein Gefühl von Kraftlosigkeit, Schwermut, Traurigkeit, fehlendem Antrieb, Mutlosigkeit, mangelndem Selbstvertrauen und manchmal auch starker Gereiztheit und Übererregtheit. Es kommt in einigen Fällen zur sogenannten Hyperaktivität (übersteigerten Aktivität). Die seelische Verfassung schlägt aber bald darauf zum anderen Pol hin um. Deshalb wird die Depression oft als bipolare (zweipolige) Krankheit bezeichnet. Außerdem können körperliche Probleme wie Verdauungsstörungen, Kopfweh und Rückenschmerzen hinzukommen.

Was Sie tun können

Johanniskraut: Diese Heilpflanze gibt es in Form von Dragees, Tabletten, Kapseln oder auch als Teezubereitung in der Apotheke. Sie sollte über einen längeren Zeitraum eingenommen werden, mindestens sechs Wochen. Bei manchen Personen erhöht sie die Lichtempfindlichkeit.
Sie können auch selbst einen Johanniskrauttee herstellen: Mischen Sie 20 Gramm getrocknetes Johanniskraut mit 20 Gramm Schafgarbenkraut. 2 Esslöffel mit ungefähr ¼ Liter siedendem Wasser übergießen, 10 Minuten ziehen lassen, dann abseihen. Trinken Sie täglich 2 bis 3 Tassen.

Stimmungsaufhellende Aromaöle: Bergamotte, Geranium, Jasmin, Zitrone und Rosenholz heben die Laune und wirken ausgleichend auf das Nervensystem. Beduften Sie den Wohnraum mit einem dieser Öle oder lassen Sie sich damit massieren.

Bürstenmassage: Eine sanfte Massage belebt den Kreislauf und verbessert das Wohlbefinden. Massieren Sie den ganzen Körper morgens und abends mit einer weichen Massagebürste.

Fußmassage: Eine sanfte Massage der Füße sorgt ebenfalls für inneren Ausgleich. Lassen Sie während der Massage positive Bilder vor Ihrem inneren Auge vorbeiziehen, beispielsweise eine Blumenwiese.

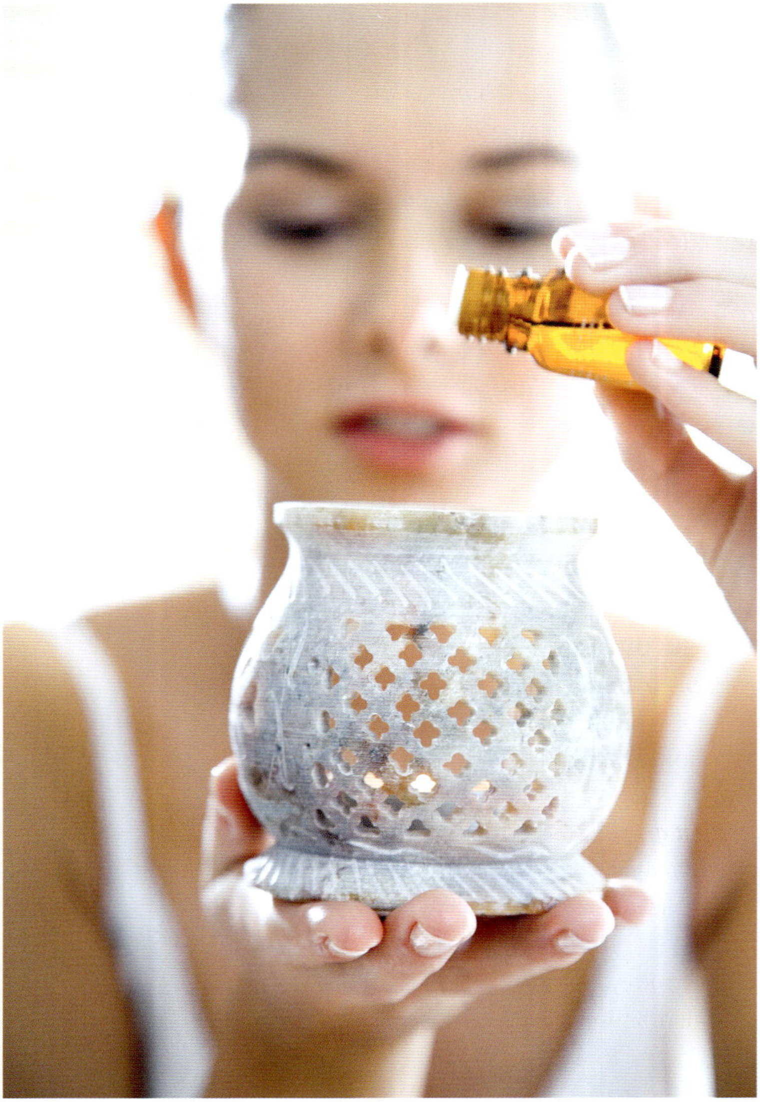

Aromaöle wie Zitrone oder Rosenholz heben die Stimmung und fördern das Wohlbefinden.

Wann Sie zum Arzt sollten

Bei anhaltender depressiver Verstimmung mit zunehmender körperlicher und seelischer Beeinträchtigung sollten Sie einen psychotherapeutischen Arzt oder Psychologen konsultieren.

Wie Sie vorbeugen können

- Wer vor allem im Winter zu Depressionen neigt, sollte – besonders an sonnigen Tagen – möglichst viel spazieren gehen. Tageslichtlampen können in Wohnräumen das Sonnenlicht ersetzen.
- Essen Sie vitamin- und mineralstoffreiche Kost.

- Meiden Sie nach Möglichkeit Alkohol, er kann depressive Verstimmungen verstärken.
- Das Schreiben eines Tagebuchs kann Menschen erleichtern, die sich sonst nicht trauen, Bedrückendes zu erzählen.

Erschöpfung/Burnout

Der Begriff burn-out stammt aus dem Englischen und heißt so viel wie »ausgebrannt sein«. In der Tat sind Erschöpfungszustände und das Burnout-Syndrom das Endresultat von lang anhaltendem Stress und starker körperlicher und seelischer Überlastung.
Die Betroffenen sind vor allem abgeschlagen und müde. Sie leiden unter Schlafstörungen, Unruhe, Gereiztheit, Konzentrationsmangel, Lustlosigkeit, depressiven Verstimmungen, Vergesslichkeit, Antriebslosigkeit sowie vielfältigen körperlichen Beschwerden. Dazu gehören unter anderem Kopfweh, Bauch- und Rückenschmerzen oder Verdauungsstörungen.

Was Sie tun können

Nervenstärkende Heilpflanzen: In der Apotheke gibt es Präparate und Tees mit Johanniskraut, Passionsblume, Hopfen, Baldrian und Melisse. Sie stärken die Nerven und sorgen für inneren Ausgleich.

Kur mit grünem Tee: Die Chinesen sagen dem grünen Tee fast magische Wirkung nach. Eine sechswöchige Teekur belebt und stärkt den Körper. Je kürzer der Tee zieht, desto anregender ist seine Wirkung.

Ginseng-Kur: Die asiatische Ginsengwurzel enthält ätherische Öle und nervenstärkendes Vitamin B1 und Vitamin B2. Wer regelmäßig Ginseng zu sich nimmt, fühlt sich wohler und stärker, aktiver und ausgeglichener. Kaufen Sie am besten ein Präparat, das mit weiteren Vitaminen kombiniert ist. Dann ist es am wirkungsvollsten.

Entspannungsbad: Warme Bäder, zum Beispiel mit Wacholder- oder Melissenzusatz aus der Apotheke, entspannen die Muskeln und beruhigen auch die Seele. Gönnen Sie sich mindestens zweimal in der Woche ein Entspannungsbad.

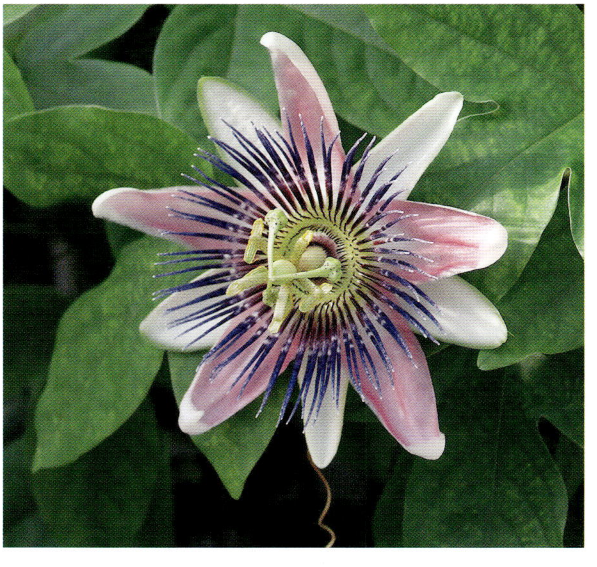

Inhaltsstoffe der Passionsblume wirken regulierend auf das Nervensystem.

Ganzkörperwickel: Diese spezielle Form des Wickels ist hochwirksam und besonders geeignet, um Körper und Seele zu harmonisieren, für psychische Ausgeglichenheit zu sorgen, die Selbstheilungskräfte anzuregen und die Infektabwehr zu stärken. Sie benötigen dazu ein großes Leinentuch sowie zwei Wolldecken. Außerdem brauchen Sie für diesen Wickel die Unterstützung einer zweiten Person. Legen Sie eine der Wolldecken als Unterlage auf eine flache Liege. Tränken Sie nun das Leinentuch in 18 °C kaltem Wasser, sodass es gut durchfeuchtet ist. Nun müssen Sie vollständig in das nasse Tuch eingewickelt werden, sodass auch Füße und Hals bedeckt sind. Dann wird gleich die Wolldecke darüber gewickelt. Darauf achten, dass die Decke an Füßen und Kinn gut geschlossen ist. Nun auf der Liege ca. 40 bis 45 Minuten ruhen. Anfangs ist der kühle Wickel vielleicht etwas unangenehm und kostet Überwindung, schon nach wenigen Minuten werden Sie aber spüren, wie sich eine wohltuende und entspannende Wärme im Körper ausbreitet.

Wann Sie zum Arzt sollten

Chronische Erschöpfung und Burnout erhöhen das Risiko für Erkrankungen wie Bluthochdruck, Herzprobleme und Immunschwäche mit Neigung zu Infektionskrankheiten. Wenn Sie in Ihrem Befinden über mehrere Wochen stark beeinträchtigt sind, sollten Sie deshalb nicht zögern, sich einer ärztlichen und gegebenenfalls auch psychologischen Untersuchung zu unterziehen.

Wie Sie vorbeugen können

- Tanken Sie Kraft über eine gesunde Ernährung. Wichtig für den Körper ist eine carotin- und flavonoidreiche Nahrung wie grüne Gemüsesorten, Trauben, Johannisbeeren und Kirschen; außerdem Nahrung mit nervenstärkenden B-Vitaminen wie grüne Blattsalate und Vollkornprodukte.
- Meiden Sie Nikotin, Kaffee und Alkohol, sie wirken zwar kurzzeitig euphorisierend, verstärken später meist aber den Zustand der Erschöpfung und Überlastung.
- Gönnen Sie sich bewusste Ruhepausen mit Musikhören, Spaziergängen, Meditationen, Lesen etc. Auch Entspannungsübungen wie Autogenes Training (ab Seite 49) sind wichtig, um Geist, Seele und Körper wieder zu stabilisieren.
- Bewegung harmonisiert den Körper, stärkt die Muskeln, bringt Stoffwechsel und Kreislauf in Schwung und baut Stress ab. Ideal sind Walken, Biken, Skaten, Tanzen oder Schwimmen.

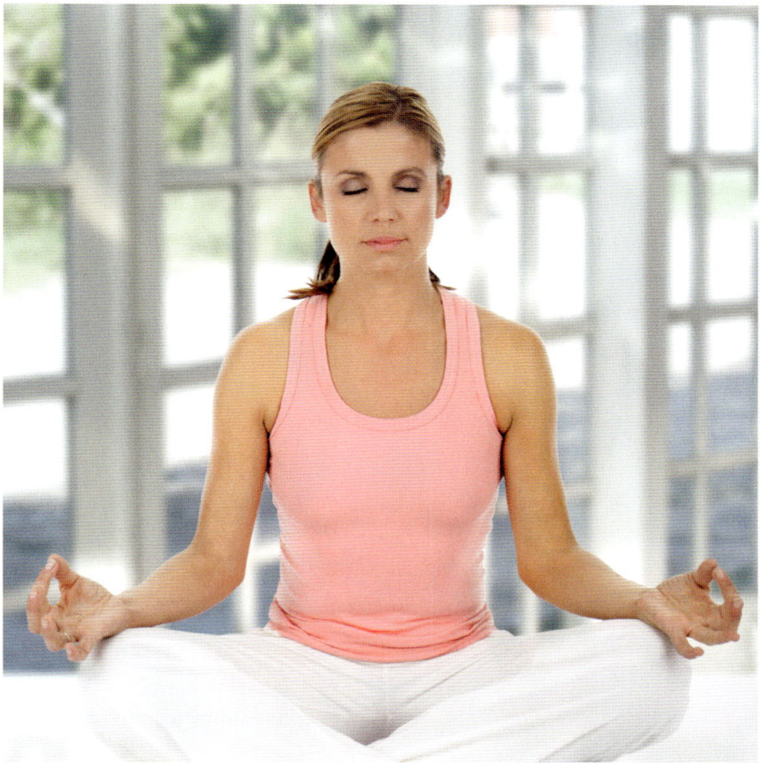

Immer mehr Menschen finden durch Yoga zu innerer Ruhe und Harmonie.

Nervosität/Unruhe

Lesen Sie bitte auch unter Ärger (Seite 145 f.) und Schlafstörungen (Seite 153 f.)

Hauptauslöser für Nervosität und beständige innere Unruhe sind Reizüberflutung sowie körperliche oder seelische Überlastung, beispielsweise durch Probleme im Job, finanzielle Sorgen, Konflikte in der Partnerschaft oder Familie. Auch ein schlecht strukturierter Alltag sowie unausgeglichene Lebensweise kann zu nervösen Beschwerden führen.

Die Betroffenen sind oft hektisch, fahrig und mitunter leicht reizbar. Sie leiden nicht selten unter Zittrigkeit, Herzbeklemmung, Kopf- und Rückenschmerzen, Ohrensausen, Konzentrationsproblemen oder auch Schlafstörungen.

Was Sie tun können

Beruhigende Teemischung: Mischen Sie 20 Gramm Baldrianwurzel, 20 Gramm Johanniskraut, 30 Gramm Hopfenzapfen und 30 Gramm Melissenblätter in einer Dose. 1 gehäuften Teelöffel der Kräuter mit 1 großen Tasse heißem Wasser übergießen, einige Minuten ziehen

Tipp

Zeitmanagement ist das A und O, um einen Überblick über seine Aufgaben zu bewahren und nicht in Hektik zu verfallen. Wenn Sie merken, dass Ihnen die Dinge über den Kopf wachsen, sollten Sie öfter mal Nein sagen und Arbeit an andere delegieren.

lassen, dann abseihen. Tagsüber bei Bedarf, aber vor allem abends vor dem Schlafengehen 1 Tasse Tee trinken.

Sandelholzölanwendungen: Das ätherische Sandelholzöl entfaltet eine beruhigende Wirkung; es löst Verspannungen oder Angstzustände und hilft gegen Abgespanntheit und Nervosität.

- Sandelholzmassage: 2 bis 3 Tropfen Sandelholzöl mit ca. 1 Teelöffel eines hochwertigen Pflanzenöles oder Mandelöl mischen. Vor allem nervös verspannte Schulter- und Nackenpartien, aber auch Arme und Beine regelmäßig mit sanften Bewegungen massieren.
- Sandelholzbad: Einige Tropfen Sandelholzöl in warmes Badewasser geben. Ca. 20 Minuten darin baden, bis Ruhe und Entspannung einkehren.

Progressive Muskelentspannung: Die Methode ist ausgesprochen bewährt, um nervöse Verspannung in der Muskulatur zu lockern und damit allgemein zu innerer Ruhe und Ausgeglichenheit zu gelangen. Mehr zu dieser Methode lesen Sie ab Seite 51.

Entspannungsdüfte: Geben Sie jeweils 3 Tropfen Pfefferminz-, Muskatellersalbei-, Basilikum- und Lavendelöl in die Verdunstungsschale einer Duftlampe. Diese ätherischen Öle mildern Nervosität und wirken beruhigend.

Wann Sie zum Arzt sollten

Wenn die nervöse Anspannung über Wochen anhält und mit Symptomen wie Schlafstörungen, Ohrgeräuschen oder Herzbeschwerden einhergeht, sollten Sie Ihren Arzt und gegebenenfalls einen Psychologen konsultieren.

Wie Sie vorbeugen können

- Strukturieren Sie Ihren Alltag und machen Sie sich einen Zeitplan für Ihre zu erledigenden Aufgaben. So behalten Sie die Übersicht und verzetteln sich nicht.
- Legen Sie im Alltag öfter Pausen ein und gönnen Sie sich Phasen der Entspannung und Ruhe.
- Bewegen Sie sich regelmäßig, am besten an frischer Luft.
- Ernähren Sie sich ausgewogen und bevorzugen Sie frische, vitalstoffreiche Kost.
- Achten Sie auf ausreichend Schlaf.

Schlafstörungen

Meistens liegen Ein- und Durchschlafstörungen seelische Probleme zugrunde wie Stress, Sorgen, Überlastung, Kummer, depressive Verstimmungen oder Aufregung. Aber auch der Konsum von zu viel Kaffee oder Alkohol sowie körperliche Krankheiten wie Asthma bronchiale, Bluthochdruck oder Herzbeschwerden können den Schlaf beeinträchtigen. Nicht zuletzt wirken sich die Umgebungssituation - Lärm, Licht, Luft im Schlafzimmer - sowie die Beschaffenheit des Bettes, insbesondere der Matratze auf die Qualität des Schlafes aus. Menschen mit Einschlafstörungen liegen nach dem Zubettgehen noch lange wach, sie grübeln und drehen sich hin und her. Bei Durchschlafstörungen werden sie mitten in der Nacht plötzlich munter und können dann nicht wieder einschlafen. Tagesmüdigkeit, Zerschlagenheit, Konzentrationsstörungen, Unausgeglichenheit, Nervosität sowie verminderte Leistungs- und Reaktionsfähigkeit sind häufig die Folge.

Was Sie tun können

Schlaftee: Mischen Sie 20 Gramm Baldrianwurzel, 30 Gramm Hopfenzapfen und 30 Gramm Melissenblätter in einer Dosen. 2 Teelöffel der Kräuter mit 1 großen Tasse heißem Wasser übergießen und einige Minuten ziehen lassen. Abseihen und abends vor dem Schlafengehen schluckweise trinken.

Kräuterkissen: In der Apotheke, im Reformhaus oder im Kräuterladen gibt es Lavendelkissen. Oder fertigen Sie es selbst an aus getrockneten Lavendelblüten. Nehmen Sie das Kissen mit ins Bett und lassen Sie sich von dem beruhigenden Duft in den Schlaf wiegen.

Ruheatmung: Diese Atemübung sorgt für innere Ruhe und hilft gegen Schlaflosigkeit: Gehen Sie in Rückenlage und schließen Sie die Augen. Die Augäpfel zur Nasenwurzel richten. Die Atemzüge immer dünner und länger werden lassen. Spüren Sie die Wärme im Unterbauch, die sich bis zu den Fußsohlen hin bewegt und dann im ganzen Körper zirkuliert.
Stellen Sie sich vor, dass sich der Körper endlos ausdehnt und das ganze Universum auszufüllen scheint. Erleben Sie dabei die vollkommene Stille.

Lavendelduft: Lavendelöl als Raumbeduftung vertreibt schlechte Gedanken und lässt die Seele zur Ruhe kommen.

Ayurvedischer Schlaftrunk: 1 Tasse Milch mit etwas Safran 30 Minuten auf niedrigster Flamme köcheln lassen. Gemahlene Mandeln, eine Messerspitze Muskatnuss und wenig braunen Zucker hinzufügen und 30 Minuten vor dem Zubettgehen warm trinken.

Wann Sie zum Arzt sollten

Schlafstörungen, die über mehrere Wochen anhalten und sich auch nicht mit Hausmitteln behandeln lassen, sollten Sie vom Arzt abklären lassen.

Wie Sie vorbeugen können

- Sorgen Sie für einen sanften Übergang von der Tagesaktivität zur Nachtruhe. Machen Sie vielleicht noch einen kleinen Spaziergang. Fernsehen kurz vor dem Zubettgehen puscht, statt zu beruhigen.
- Essen Sie kurz vor dem Schlafengehen keine üppigen Mahlzeiten.
- Nehmen Sie nach 16.00 Uhr keine aufputschenden Getränke wie Kaffee, schwarzen Tee oder koffeinhaltige Cola zu sich. Auch Alkohol ist ein Schlafkiller.
- Bewegen Sie sich regelmäßig und treiben Sie viel Sport, dann sind Sie abends müde.
- Die richtige Raumtemperatur liegt bei 18° Grad. Achten Sie außerdem darauf, dass Sie Ihren Schlafraum richtig abdunkeln können.
- Wichtig ist auch eine gute Matratze aus dem Fachgeschäft.

Adressen

Gesellschaft für Phytotherapie e.V.
Uferstraße 4
51063 Köln
Tel.: 0221/4201915
Fax: 0221/9417021
ges-phyto@t-online.de
www.phytotherapie.org

Kneipp-Bund e.V.
Adolf-Scholz-Allee 6-8
86825 Bad Wörishofen
Tel.: 08247/3002-102
Fax: 08247/3002/199
info@kneippbund.de
www.kneippbund.de

Deutsche Gesellschaft für Naturheilkunde e.V.
Am Deimelsberg 34a
45276 Essen
Tel.: 0201/805 4011
Fax: 0201/805 4005
info@gesellschaftnaturheilkunde.de
www.gesellschaftnaturheilkunde.de

Deutscher Heilbäderverband e.V.
Schumannstraße 111
53113 Bonn
Tel.: 0228/20120-0
Fax: 0228/20120-41
info@dhv-bonn.de
www.deutscher-heilbaederverband.de

Verband der heilklimatischen Kurorte Deutschlands e.V.
Franz-Schubert-Straße 3
78141 Schönwald
Tel.: 07722/860860
Fax: 07722/860834
info@heilklima.de
www.heilklima.de

Patienteninformation für Naturheilkunde
Akazienstraße 28
10823 Berlin
Tel.: 030/76008760
www.datadiwan.de

Register

Literatur

Hildegard von Bingen: Das Pflanzen- und Kräuterbuch. Naumann & Göbel Verlag, Köln 2005

Klein, Nicolaus: Meditation - Das Praxisbuch. BLV Verlag, München 2005

Kneipp, Sebastian: Meine Wasserkur. So sollt ihr leben. Die weltberühmten Ratgeber in einem Band. Haug Sachbuch Verlag, Stuttgart 2002

Mayer, Dr. Johannes Gottfried / Uehleke, Dr. Bernhard / Pater Saum, Kilian: Handbuch der Klosterheilkunde. Zabert Sandmann Verlag, München 2002

Die Autorin

Dr. med. Heike Kovács ist Ärztin und arbeitet als Journalistin für Printmedien und TV. Sie hat bereits zahlreiche Ratgeber veröffentlicht, ist als Moderatorin von Wissenschaftstagungen tätig und tritt als Expertin für Gesundheits- und Familienfragen regelmäßig im Bayerischen Fernsehen auf.

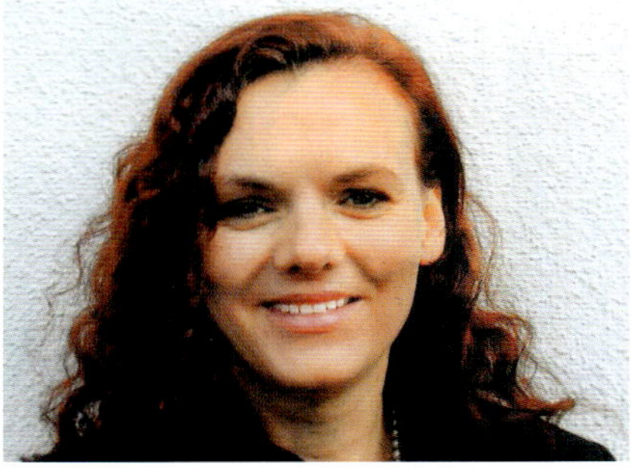

Bildnachweis:
A1pix: S. 21, 57
Anders, Antje: S. 89
Argus Fotoarchiv/Schroeder: S. 43, 44
Besendorfer, Eva: S. 16, 20, 24, 28, 59, 62, 67, 71, 73, 75, 83, 100, 112, 123, 130, 133
Flora Press: S. 148
Hart, Sammy: S. 50, 51
Irisblende: S. 79
Kompatscher-Hoppe: S. 140
Kracke, Susanne: S. 52
Lavendelfoto/Gerhard Höfer: S. 137
Okapia: S. 109
Panthermedia: S. 10, 14, 19, 20, 22, 23, 26, 40, 69, 116
Reinhard Tierfoto: S. 2/3, 4, 7, 15, 17, 18, 19, 27, 33, 54, 55, 56, 61, 64, 66, 76, 84, 94, 95, 99, 102, 103, 104, 106, 107, 110, 114, 117, 119, 120, 122, 127, 128, 129, 133, 135, 139, 142, 145
Reusse, Michael: S. 47, 53, 97
Seer, Ulli: S. 56, 93
Shutterstock: S. 8, 31, 36, 39, 44, 48, 124, 144, 149, 151
Ullstein: S. 13
Widmann, Peter: S. 9
Wildlife/D. Harms: S. 25
Wildlife/HPH: S. 126

Hinweis
Das vorliegende Buch wurde sorgfältig erarbeitet. Dennoch erfolgen alle Angaben ohne Gewähr. Weder Autorin noch Verlag können für eventuelle Nachteile oder Schäden, die aus den im Buch vorgestellten Informationen resultieren, eine Haftung übernehmen.

Bibliografische Information der Deutschen Nationalbibliothek
Die Deutsche Nationalbibliothek verzeichnet diese Publikation in der Deutschen Nationalbibliografie; detaillierte bibliografische Daten sind im Internet über http://dnb.d-nb.de abrufbar.

2. Auflage, Neuausgabe

BLV Buchverlag GmbH & Co. KG
80797 München

Umschlagkonzeption: Kochan & Partner, München
Umschlagfotos:
Vorderseite: Annette Falck / jump fotoagentur
Rückseite: Reinhard Tierfoto

Lektorat: Ruth Wiebusch, Manuela Stern
Herstellung: Ruth Bost
Layoutkonzept Innenteil: fuchs_design, München
Layout und Satz: Uhl+Massopust, Aalen

Gedruckt auf chlorfrei gebleichtem Papier

Printed in Germany
ISBN 978-3-8354-1292-7